유전자 클린 혁명

당신이 어떤 선택을 하느냐에 따라 건강 운명이 얼마나 달라질 수 있는지 증명하는 유일한 책.

— **데이비드 펄머터**David Perlmutter(마이애미밀러의과대학 부교수, 《그레인 브레인》 저자)

벤 린치 박사의 메시지는 이렇게 요약할 수 있다. "유전자는 죄가 없다. 당신의 올바른 선택만이 문제를 해결할 수 있다."

— **디애나 미니츠**Deanna Minich(웨스턴스테이츠대학교 교수, 《완벽한 해독법Whole Detox》 저자)

유전자 연구자는 물론이고 관련 분야의 의사, 유전 질환으로 고통 받는 환자들의 필독서.

— **크리스 크레저**Chris Kresser(캘리포니아 기능의학연구소 공동 책임자, 《자연이 알려주는 치료법 The Paleo Cure》 저자)

누구나 자신의 유전자를 정확히 이해하고, 질병을 예방하고, 놀라운 치유를 경험할 것이다.

— **조셉 피쪼르노**Joseph Pizzorno(바스티어대학교 설립자, 《자연의학 백과사전》 저자)

벤 린치 박사의 선구적인 유전자 관련 연구는 다음 세기 의학과 환자 치료에 있어 기준이 될 것이 분명하다.

— **피터 다다모**Peter J. D'Adamo(국립자연의학대학 겸임교수, 《4가지 체질에 따른 다이어트 식이요법Eat Right 4 Your Type》 저자)

유전자와 환경의 상호작용이라는 복잡한 주제를 누구나 이해할 수 있도록 가르쳐주는 저자의 탁월함과 섬세함에 박수를 보낸다.

— **세라 고트프리드**Sara Gottfried(고트프리드 연구소 책임자, 《영거》 저자)

이론적으로만 존재했던 후성유전학 지식을 실제로 환자에게 적용하고 가시적인 효과를 볼 수 있는 길을 열어주었다.

— **론 훈닝하케**Ron Hunninghake(리오던 클리닉 의료책임자)

분명하게 과학을 기반으로 하면서 누구나 수긍하고 이해할 수 있는 간단명료한 해법을 제시해 의심할 바 없는 확실한 결과를 만들어낸다.

— **앙주 어스먼**Anju Usman(트루헬스의학센터 의료디렉터)

벤 린치 박사를 10년 전, 아니 5년 전에만 만났더라면 더 많은 생명을 구할 수 있었을 것이다. 지금이라도 그를 통해 배울 수 있다는 것은 내 인생 최고의 행운이다.

— **얀 키엘만**Jan Kielmann(펑셔널웰니스 영양 담당 이사)

지금까지 수많은 전문가와 협업했지만 후성유전학과 영양학 분야에 있어 벤 린치 박사를 능가하는 지식과 치료 노하우를 가진 사람을 만나지 못했다.

— **피터 오스본**Peter Osborne(《만성 통증에서 해방되는 곡물 단식 요법No Grain, No Pain》)

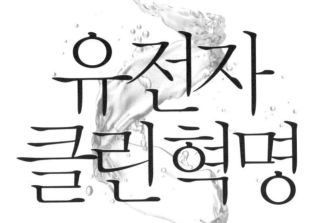

유전자 클린 혁명

원인치료와 백년건강을 위한 획기적 자가 치유 프로그램

벤 린치 지음 | 엄성수 옮김 | 김영준 감수

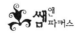

쌤앤파커스

차례

유전자는
정해진 운명이 아니다!

가족력의 공포,
원인치료로 탈출한다!

3부

백년건강을 실현하는
유전자 클린 프로그램

일러두기
- 이 책은 후성유전학과 자연의학에 기반한 일반적인 건강 정보를 담고 있습니다.
- 특정 질환을 앓고 있는 경우 전문의와 상담하시고 그 지시를 우선하기 바랍니다.
- '유전자 클린 프로그램'을 실시하기 전에 '클린 목록'을 반드시 작성할 것을 권합니다.
- 일상에서 자주 사용하는 익숙한 단위는 기호로 표시했습니다.
- 옮긴이주는 본문 안에 방주로 처리했습니다.

무엇을 먹느냐에 따라
후손이 달라진다!

김영준
연세대학교 생화학과 교수

    2001년, 과학 저널 《사이언스》 지에 흥미로운 논문 한 편이 발표되었다. 논문에는 두 마리의 물벼룩 사진이 실려 있었다. 한 물벼룩은 평범하게 생겼고, 다른 물벼룩은 긴 꼬리를 가진 데다 머리에는 뿔까지 달렸다. 외견상으로는 다른 종의 물벼룩이라고 생각할 정도로 달랐다. 하지만 두 물벼룩은 같은 종인 데다 심지어 나이까지 같았다. 이보다 더 중요한 사실 한 가지. 바로 두 물벼룩은 똑같은 유전형을 지니고 있었다. 쉽게 말해 일란성 쌍둥이처럼 유전자가 동일하다는 의미이다.

    기존의 유전자 결정이론은 부모로부터 유전자를 물려받아 선천적으로 생체 기능이 정해져 우리가 어떻게 해볼 수 없는 '운명'으로 받아들여야 한다고 말하는 것 같다. 하지만 이런 개념은 최근 새로운 연구에 의해 다른 가능성이 제기되고 있다. 기존 유전학이 설명하지 못하는 유전자의 현상을 설명하기 위한 대안으로 후성유전학이 떠오르는 이슈처럼 보인다. 하지만 이미 50여 년 전, 더 돌아보면 100여 년 전부터 이 부분에 관심을 갖는 연구자들이 존재했다.

유전자의 성능은 유전자의 유전형에 의해 차이가 날 뿐만 아니라, 같은 유전형의 유전자라도 환경적 요인에 의해 달라질 수 있다는 개념이 최근 밝혀지고 있다. 그 결과 타고난 유전형이 주는 우리 몸의 생리 기능을 주변 환경, 식단, 생활 습관 등에 의해 조절할 수 있다는 후성유전학이 더욱 힘을 얻게 된 것이다.

유럽의 후성유전학 사이트에는 첫 화면에 이런 말이 소개되어 있다.

"당신이 무엇을 먹느냐에 따라 후손이 달라진다."

이와 관련해 2차 세계 대전 당시의 네덜란드 사람들의 사례가 자주 인용되곤 한다. 그들은 당시 봉쇄 정책 탓에 잘 먹지 못하고 굶주림에 시달렸다. 전쟁이 끝난 뒤 그때 태어난 사람들과 이전에 태어난 사람들을 비교했더니 당시 태어난 사람들이 뚜렷하게 키가 작은 것을 확인할 수 있었다. 흥미로운 사실은 그 사람들의 자녀 또한 키가 작았던 것이다. 이것은 후성유전물질이 중요하게 작용하는 태아 시기에 필요한 영양소를 제대로 공급받지 못했기 때문이라는 추론이 가능하다. 저자인 벤 린치 박사 또한 프롤로그에서 〈두 마리 쥐 이야기〉라는 다큐멘터리를 인용하며 비슷한 사례를 소개하고 있다.

감수의 글

《유전자 클린 혁명》은 그동안 과학적으로 밝혀진 인간의 주요 유전자의 기능을 생리 현상과 연계해 전문가가 아닌 일반 독자들도 쉽게 이해할 수 있도록 설명한다. 마치 자동차와 같은 복잡한 기계 속 수많은 부품이 잘 작동해야 제 기능을 하듯, 인간의 몸은 셀 수 없이 많은 유전자가 각자 정상적으로 활동해야 한다. 하나의 부품 불량으로도 자동차가 고장날 수 있는 것처럼, 인간의 몸도 유전자가 손상될 때 다양한 질병이 발생할 수 있다.

다만, 완전히 규격화된 자동차의 부품과 달리 인간이 가진 유전자는 각 사람마다 미묘한 기능적 차이를 보인다. 그 결과 개인별로 서로 다른 신체 생리 현상이 나타날 수밖에 없다. 후성유전학 관점에서 본다면 인간의 DNA 정보는 레고 블록에 비유할 수 있을 것이다. 같은 DNA 정보라고 해도 어떻게 꾸려져 완성되느냐에 따라 유전자의 발현이 달라지는 것이다.

일례로, 어떤 사람은 면역 기능이 강하지만 소화 기능은 떨어진다. 혹은, 심폐 기능이 좋으나 주위 환경에 더 민감할 수도 있다. 이 책은 이런 현상을 유전자가 가지고 있는 SNP Single Nucleotide Polymorphism, 유전자 다형성로 잘 설명하고 있다. 최근에는 SNP가 건강에 주는 영향 때문에 같은 질병이라 하더라도 개인차를 고려해 치료 방법을 달리하는 맞춤 의학의 중요성이 크게 주목받고 있다.

이 책이 독자들에게 주는 핵심적인 효용은 이렇게 점점 중요해지는 맞춤 의학과 관련이 깊다. 벤 린치 박사는 건강을 좌우하는 7개의 핵심 유전자를 '슈퍼 세븐 유전자'라 이름 붙이고 각 유전자가 더러워졌을 때 나타날 수 있는 증상을 체크리스트 형태로 제시한다. 독자들은 자신에게 해당하는 항목이 있는지 하나씩 직접 체크하면서 현재 자신의 유전자 건강 상태를 확인할 수 있다. 체크리스트의 결과는 독자들이 '유전자 클린 프로그램'을 실천함에 있어 자신에게 딱 맞춘 솔루션이 무엇인지 선택하는 길잡이가 된다.

프롤로그에서 벤 린치 박사는 워싱턴 대학교 재학 시절, 전 세계를 탐험하다 인도에서 경험한 급박했던 순간을 소개한다. 당시 죽을 것처럼 심하게 아팠던 그는 살기 위해 어떤 치료든 받아들여야 했다. 긴박한 상황에서 만난 힌두 의학인 아유르베다는 그의 건강을 회복시킨 것은 물론이고 자연 의학에 눈을 뜨도록 이끌었다. 이 경험은 수천 명의 의사와 환자가 검증하고 참여해 완성한 '유전자 클린 프로그램'의 근간이 된다.

벤 린치 박사는 맞춤 의학의 개념을 일상에 적용해 질병뿐만 아니라 개인의 유전형 차이를 고려한 식생활의 필요성을 주장한다. 더 나아가, 후성유전학 개념을 유전자 다형성 개념과 같이 사용하여 개인별로 유용할 것으로 생각되는 구체적인 생활 방식도 제시한다. 그럼으로써 단순한 순응적 운명론을 벗어나 긍정적으로 자신의 건강을 지켜나갈 수 있는 근거를 제시한다.

이 책에서 소개하고 있는 방법의 임상적 효과는 구체적인 치료 성공 사례와 함께 소개하고 있어 깊은 공감을 준다. 앞으로 보다 많은 과학적 연구를 통해 제시된 가설의 학문적 보강이 필요할 것이다. 그렇더라도 일반 독자들이 유전자에 대한 과학적인 지식을 일상에 접목해 삶을 건강하게 이끌 수 있도록 도우려는 저자의 노력과 시도는 높이 살 만하다.

부모로부터 물려받은 유전자는 절대 바꿀 수 없는 운명이라 여겼다면, 이 책을 통해 새로운 삶을 개척할 수 있다는 희망을 찾기 바란다.

더 나은, 더 건강한 삶이 여러분을 기다리고 있다.

유전자에 대한
잘못된 상식을 바꾼다

2007년 어느 날. 우연히 PBS 방송의 다큐 시리즈 '노바Nova' 중에서 〈두 마리 쥐 이야기A Tale of Two Mice〉라는 프로그램을 보았다. 그 프로그램에서는 유전적으로 똑같지만 겉모습이 전혀 다른 두 마리 쥐가 나왔다. 두 마리 모두 유전적으로 비만이나 심혈관 질환, 암 등에 걸릴 위험성을 높인 변종이었다. 그런데 한 쥐는 날씬하고 건강했지만 다른 쥐는 뚱뚱하고 허약했다. 유전적으로만 본다면 두 쥐 모두 질병에 걸리기 쉽고 뚱뚱해질 가능성이 높았지만 실제로는 한 쥐만 건강이 좋지 않았던 것이다. 그때 화면에는 중요한 사실이 나오고 있었다. 'x 요인', 그러니까 유전 통제력 뒤에는 건강을 안겨주는 다른 요인이 숨어 있다는 것이다. 그것은 '메틸화methylation'라고 불리는 생화학적 과정이었다. 쉽게 말해 특정 유전자의 유전적 성향이 발현되지 않도록 '스위치를 끄는' 것이다.

그렇다면 방송에 등장한 두 쥐의 차이는 왜 발생했을까? 그것은 다른 무엇도 아닌 음식 때문이었다. 연구진은 실험 대상이 될 쥐를 밴 어미 중 일부에게만 메틸화를 촉진하는 영양소인 '메틸 도우너 methyl donor'가 포함된 음식을 주었다. 반면 대조군인 나머지 어미에게는 주지 않았다. 그 결과 메틸 도우너가 유전자의 스위치를 꺼서 유전적 운명을 바꿔놓은 것이다. 이렇게 유전자의 스위치를 켜고 끄는 과정을 연구하는 분야를 '후성유전학 epigenetics'이라 한다.

그 방송 이후 음식, 보조제, 수면, 스트레스, 음식, 물, 공기 등에 숨겨진 환경 독소를 피할 수만 있다면 유전적 운명도 바꿀 수 있다는 것을 깨달았다. 적절한 방법만 터득한다면 불안 장애, ADHD 주의력결핍 과잉행동장애, 선천적 결손증, 암, 치매, 우울증, 심장병, 불면증, 비만 등 다양한 질병의 발병 가능성을 사전에 차단해 건강한 삶을 만들 수 있는 것이다.

프로그램이 끝날 무렵 흥분 속에 "내가 원했던 게 바로 이거야!"라고 외쳤던 기억이 생생하다. 당시 나는 많은 과학자와 의사의 믿음과 달리, 유전적 운명을 바꿀 방법을 연구하기 시작했다. 어떤 유전자가 더러워져 있는지 알아내고 깨끗이 만드는 데 필요한 방법을 개발해 질병 대신 건강을 누리고 유전적 잠재력을 발휘하도록 돕겠다고 다짐했다. 이후 10년 동안 진행한 연구와 전 세계 수많은 환자를 대상으로 한 치료가 성공하면서 건강과 삶을 최적화하는 '유전자 클린 프로그램'을 개발해 발전시킬 수 있었다.

가족력의 공포에서 벗어날 수 있다!

나는 인체의 작동 원리에 매료되어 건강을 유지할 방법을 찾는 데 삶의 대부분을 보냈다. 대학에서는 세포 및 분자 생물학을 전공했다. 이후 과학에 근거한 자연친화적 방법으로 몸의 균형을 되찾고 건강을 최적화하는 자연의학 전문의가 되었다. 이후 치료를 거듭하면서 건강을 해칠 수 있는 수많은 화학물질과 함께 해독 방법을 알아낼 수 있었다. 그러면서 자연스럽게 환경의학 분야의 연구 필요성을 절감했다.

연구를 거듭할수록 건강을 좌우하는 유전자의 강력한 힘에 더는 무기력하게 굴복하지 않아도 된다는 사실에 짜릿함을 느꼈다.

유전적 퍼즐에서 가장 중요한 조각 중 하나는 'SNPsingle-nucleotide polymorphism, 유전자 다형성'라는 변이로 인간 게놈에는 1,000만 개 정도 존재한다. SNP란 유전자가 약간의 변이 또는 기형이 된 것으로 대부분 별다른 영향을 주지 않는다. 하지만 일부 SNP는 건강은 물론 성격까지도 크게 바꿔놓기도 한다.

MTHFR 유전자의 SNP는 과민증, 강박, 선천적 결손증에서부터 암까지도 유발할 수 있다. ('반드시 발생한다'는 뜻이 아니다. 이 책에서 내가 말하려는 것도 그런 맥락이다.) COMT 유전자의 SNP는 일중독, 수면 장애, 월경 전 증후군에서부터 암도 유발하지만, 한없는 에너지와 열정, 맑은 정신을 선사하기도 한다. 이렇듯 SNP는 단점과 함께 장점도 갖고 있다.

SNP가 건강에 관여한다는 사실을 깨달으면서 원인을 알 수 없던 여러 건강 문제의 실마리를 찾았다. 식단이나 생활 방식을 바꿈으로써 유전자 작동까지 변화시킬 수 있다는 사실을 깨달은 것이다.

내게는 적어도 3가지의 중요한 SNP가 있었다. 강박적이라는 말을 들을 만큼 집중하고 단호한 모습을 보였던 것도, 여차하면 짜증을 낸다거나 특정 화학물질이나 연기에 민감한 반응을 보였던 것도 SNP가 원인이었다.

가장 중요한 것은 이것이다. 내가 가진 SNP를 알면 건강을 통제할 수 있다. 나는 몸이 원하는 음식과 생활 방식을 실천한 이후 태어나서 처음으로 유전적 잠재력을 맘껏 발휘하면서 살고 있다.

내 환자뿐만 아니라 모든 사람이 자신의 유전적 잠재력을 마음껏 발휘할 수 있기를 바랐다. 무얼 먹어야 하는지, 어떤 보조제가 도움이 되는지, 깨끗한 유전자를 위한 생활 방식은 어떤 것인지 연구했다. 어떤 유전자를 가지고 태어났든, 유전적 변화를 거친 쥐처럼 건강해지기를 바랐다. 연구를 시작해 10년이 지난 지금, 마침내 답을 찾았다고 자랑스럽게 말할 수 있다.

후성유전학이라는 분야 자체가 시작된 지 얼마 되지 않았기에 매일같이 새로운 연구 결과가 나오고 있다. 나는 대부분의 시간을 연구에 쏟으면서 동료 학자들의 연구 성과를 검토하는 데에도 많은 시간을 할애하고 있다. 감히 단언하건대, 대략 10년만 지나면 인류는 건강에 대해 지금은 상상할 수도 없을 정도로 강력한 통제력을 갖게 될 것이다. 하지만 대부분의 사람들은 10년까지 기다릴 여유가 없다. 지금 당장 건강할 수 있는 방법을 원한다. 그래서 연구와 별도로 수천 명의 환자, 수백 명의 의사와 함께 누구나 이해할 수 있고 바쁜 일상에서도 쉽게 활용할 수 있는 실용적인 프로그램을 고안했다.

유전자 탓하지 마라

유전자가 건강에 영향을 준다는 말을 들어보았을 것이다. 심장병, 우울증, 불안 장애 같은 질환을 가진 가족이 다른 집안에 비해 많을 경우 "혹시 모르니 당신도 조심하는 것이 좋겠다"는 의사의 조언을 들었을 수도 있겠다.

내가 만났던 환자들은 이런 조언을 들으면 "제 유전자가 엉망이란 말이군요. 앞으로는 모든 걸 조심해야겠죠?"라고 걱정과 초조함에 빠져 묻곤 했다. 하지만 절대 그렇지 않다. 단언컨대, 유전자는 '정해진 운명'이 아니다!

유전자는 '물려받는 것'이고, '바꿀 수 없는 것'이라고 알고 있을 것이다. 이미 태어날 때부터 '정해진 운명'이라고 생각할지도 모르겠다. 정자와 난자가 만나 수정된 순간부터 숨을 거둘 때까지 정해진 삶을 살다 간다고 말이다. 이것이 옳다면 유전자들은 우리가 태어나기 전에 서로 이런 이야기를 하지 않았을까?

"어머니 쪽에 우울증 환자가 있으니 이 사람에게도 우울증을 줘야겠어요."

"아버지 쪽에는 심장병 환자가 있었네요. 심장병도 추가하죠. 그리고 할머니가 내성적이고 걱정이 많았으니 이런 성격도 더하는 건 어때요?"

"만성적이진 않지만 ADHD도 집어넣죠. 이 사람의 삼촌처럼 집중하는 데 어려움을 겪도록 말이죠. 우리가 준비한 운명을 받아들여야만 해요."

다행히도 이건 사실이 아니다. 여러분의 유전적 운명은 마치 돌에 새겨져 절대 고칠 수도, 지울 수도 없는 비석 같은 것이 아니기 때문이다. 이보다는 클라우드에 실시간으로 연동되어 늘 최신 버전으로 저장되는 파일에 가깝다. 살아가면서 어느 때든 필요에 따라 바꿀 수 있다.

탄산음료를 많이 마시고, 일이 바빠 겨우 4시간밖에 잠을 자지 못한 데다, 화학물질 범벅인 샴푸를 쓰고, 엄청난 스트레스를 받았다면 유전적으로 부정적인 요소가 도드라질 것이다. 반대로 싱싱한 유기농 채소를 먹고, 숙면을 취하면서, 친환경 샴푸를 쓰고, 소리 내 웃거나 요가를 즐긴다면 유전적으로 부정적인 요소는 상쇄될 수 있다.

유전자는 일방적으로 결정해 통보하지 않고 우리와 타협해 결정한다. 유전자끼리 담합해 고집스럽게 한목소리를 내지도 않는다. 때로는 일부 더러워진 유전자가 심장병, 우울증, 자신감 부족 등의 문제를 유발하기도 한다. 그런 유전자가 원하는 것이 무엇인지 알고 더 나은 방향을 찾지 않으면 더러워진 유전자가 원하는 대로 되고 만다.

유전자가 더러워질 때 나타나는 증상 중 하나 이상을 겪어 병원을 찾아도 의사는 별 것 아니라고 말했을 것이다. 증상을 야기한 근본적 문제에는 관심도 없이 단순히 증상만 완화시키는 항생제, 진통제, 제산제, 항우울제, 항불안제 같은 약만 처방했을 수도 있다. 운이 좋다면 식단이나 생활 방식을 바꾸도록 권유받거나 자연의학을 활용해 건강을 회복했을 수도 있다. 그렇다 하더라도 수많은 건강 문제의 근원이 되는 더러워진 유전자에 대해 제대로 알지 못한다면 그 치료는 완전치 못하다.

유전자 클린으로 건강을 되찾다

내가 활용하는 자연의학은 당장의 증상보다 근본적 원인 치료에 집중한다. 또한 식단과 생활 방식의 변화와 함께 각자에게 어울리는 허브나 건강 보조제를 활용하기도 한다. 화학제품의 지양, 해독, 스트레스 감소나 해소 같은 방법도 병행한다. 시간이 갈수록 더 많은 의료 전문가가 이런 접근 방식을 사용하고 있다.

나의 경우 더러워진 유전자를 상대로 한 싸움은 길고도 혼란스러웠다. 어릴 때 나는 수시로 자제력을 잃고 짜증을 내거나, 끝을 알 수 없는 좌절에 빠지곤 했다. 다른 사람에 비해 참을성이 부족했고 완고했다. 게다가 기억을 떠올리는 것조차 고통스러울 만큼 끔찍한 복통에 자주 시달렸다. 이런 건강 문제 이면에 근본적인 원인이 있을 것이라고 어렴풋이 생각했지만, 정확히 알 수 없었다. 불과 몇 해 전까지만 해도 백혈구 수치가 늘 낮았고, 화학물질과 담배 연기 등에 극도로 예민한 반응을 보였다.

워싱턴 대학교 재학 시절에는 학업과 함께 조정팀 선수로 바쁘게 지냈다. 1년간 휴학을 하고 남태평양과 동남아시아 전역을 돌아다닐 정도로 여행광이기도 했다. 피지에서는 겨우 입에 풀칠만 할 정도로 헐벗은 생활도 해보았고, 호주 오지의 드넓은 목장에서 땀 흘려 일하기도 했다. 인도에서는 테레사 수녀의 수녀회에서 자원봉사도 했다.

익숙하지 않은 환경과 고된 생활이 계속되자 결국 견디지 못하고 죽을 것처럼 아프기 시작했다. 마치 뜨겁게 달궈진 도로 한복판에 선

유전자가 더러워질 때
나타나는 증상

관절 또는 근육 통증, 위산 역류, 속쓰림,

여드름, 알레르기성 반응,

분노와 공격성, 불안 장애, 주의력 문제,

급격한 혈당 상승 또는 저하, 뇌 혼미,

차가운 손발, 변비,

탄수화물과 당분에 대한 욕구, 우울증,

설사, 초조함, 피로, 섬유근육통, 음식 알레르기

담석, 부종, 두통, 두근거림, 소화불량,

불면증, 과민증, 가려움증, 폐경 전후 증후군,

코피, 체중 증가, 강박증, 과잉 반응 놀람 반사,

월경 전 증후군, 생리 불순, 다낭성 난소 증후군,

콧물, 발한, 일중독.

지칠 대로 지친 낙타 같은 모습이었다. 당시 정확히 어떤 상태였는지는 사실 지금도 잘 모른다. 주변에 제대로 된 병원이 없었기에 정확한 진단은 기대할 수 없었고, 살기 위해서는 어떤 치료든 받아들여야 했다. 공장에서 만든 의약품이 아니라 음식, 허브, 인도의 전통 힌두 의학인 아유르베다에 의지했다. 이후 건강이 회복되는 것을 경험하면서 기존 의학이 아닌, 자연의학이 가진 힘을 체험했다.

이후 자연의학을 본격적으로 공부하기 위해 그 방면에서 앞서 가고 있던 미국 바스티어대학교에 진학했다. 여러 전문가와 함께 일하면서 훨씬 더 바빠졌다. 그러면서 결혼을 했고, 아들 셋을 낳았다. 각종 보조제, 건강 관련 제품을 판매하는 사업도 시작했다.

그렇게 사람들의 건강을 지켜줄 방법을 연구하면서 정작 내 건강은 신경을 쓰지 못했다. 더욱이 우리 집안에는 암, 알코올 중독, 뇌졸중 등 다양한 질환으로 고생하는 가족이 많았다. 건강한 음식과 생활 방식으로 건강을 지킬 수 있다는 것을 알면서도, '나도 결국 저렇게 되는 건 아닐까?' 하는 생각을 떨쳐버릴 수 없었다.

2005년에는 중금속과 공업용 화학물질 중독 치료를 위한 프로그램을 개발한 환경 의학 분야의 저명한 한 의사와 일할 기회가 있었다. 그의 프로그램은 대부분의 환자에게 효과가 좋았다. 하지만 일부 환자는 효과는커녕 오히려 더 악화되기도 했다. 나는 그에게 "유전 문제가 원인이라고 보십니까? 혹시 화학물질 해독을 방해하는 유전자가 있는 건 아닐까요?"라고 물었지만 제대로 된 답을 듣지 못했다. 그러던 중 앞서 언급한 〈두 마리 쥐 이야기〉를 통해 유전자와 환경이 건강에 지대한 영향을 준다는 사실을 깨달은 것이다.

그로부터 2년 후, 한 동료가 조울증을 앓고 있는 환자에게 어떤 자연요법이 좋을지 조언을 구했다. 평소처럼 일반적인 대답을 늘어놓다가 말을 멈췄다. 당시 2년 정도 학교를 떠나 있었기에 새로운 연구 결과를 놓쳤을지도 모른다는 생각이 뇌리를 스쳤기 때문이다. 나는 새로운 연구 결과를 살펴보면서 놀라지 않을 수 없었다. 조울증이 MTHFR 유전자 속 SNP와 관련이 있다는 보고서가 있는 게 아닌가. 놀랍게도 MTHFR의 SNP는 불안 장애, 뇌졸중, 심장마비, 습관성 유산, 우울증, 알츠하이머, 암 등과도 관련이 있었다. 보고서를 살펴볼수록 MTHFR 유전자의 존재가 더욱 크게 보였다.

가족을 상대로 실험을 한 결과 나를 포함해 두 아들 역시 MTHFR 유전자에 SNP가 많이 있었다. 이것을 계기로 MTHFR 유전자에 대한 연구를 본격적으로 시작했다. 연구 과정에서 MTHFR 유전자처럼 더러워지는 다른 유전자도 발견할 수 있었다. 이 연구의 성과는 12장에서 소개할 '기본 클린 프로그램'으로 집약되었다. 이와 함께 유전자 클린 후에도 처리되지 않은 문제를 해결하기 위한 프로그램인 '집중 클린 프로그램'은 15장에서 소개한다.

정해진 운명을 바꿀 준비가 되었는가?

유전자는 24시간 365일 우리의 모든 건강 상태를 빠짐없이 기록하고 그에 맞춰 몸의 각 부위에 지시를 내린다. 각질을 제거해보면 알겠지만 오래된 피부는 죽고 새로운 것으로 교체되는 과정이 끊임

없이 이어진다. 유전자는 이런 사소한 내용까지도 모두 기록으로 남기고 세밀하게 관리한다.

당분을 과도하게 섭취했거나, 숙면을 취하지 못하고, 피곤한 상태에서 스트레스까지 쌓이면 '여드름 가득한 칙칙하고 윤기 없는 피부'라는 반갑지 않은 결과물을 보여줄 것이다. 반대로 건강한 음식을 먹고, 숙면을 취하면서, 즐거운 시간을 보낸다면 '10년은 어려 보이는 빛나는 피부'를 얻을 수 있다.

건강 상태에 대한 유전자의 기록과 관리는 우리의 생명이 다하는 그 순간까지 멈추지 않을 것이다. 유전자가 무엇을 기록하고 어떤 결과물을 보여주느냐는 전적으로 여러분에게 달렸다. 이제 여러분이 할 일은 유전자가 긍정적인 결과물을 보여주도록 '유전자가 원하는 것'을 알아차리고 채워주는 것이다.

이 책은 나의 연구 과정 중 마지막 단계다. 그동안 내가 알아낸 모든 사실을 여러분과 공유하려 한다.

정해진 운명을 바꿀 준비가 되었는가? 그렇다면 페이지를 넘겨 놀라운 변화를 경험한 사람들의 이야기부터 들어보자.

유전자는
정해진 운명이 아니다!

01

우리를 괴롭힌
질병의 진짜 원인

캐리는 한 손에 티슈를 잔뜩 쥔 채 다른 손으로 연신 콧물을 훔치거나 눈물을 닦고 있었다. 피부는 여기저기 벌겋게 터 있었고 머리카락은 푸석푸석하니 지저분했다. 내 소개를 하기도 전에 캐리가 불쑥 이런 말을 내뱉었다.

"꼴이 정말 엉망이죠?"

이야기를 들어보니 캐리는 자신의 상태를 잘 알고 있었다. 이렇게까지 된 원인이 화학물질에 있다는 것도 알고 있었다.

"페인트 냄새만 맡아도 숨 쉬기가 힘들어요. 주방을 청소할 때면 흐르는 눈물을 멈출 수 없죠. 두드러기가 나지 않았던 샴푸나 비누는 아직 경험하지 못했고요. 그런 물건을 모조리 치워봤지만, 미처 알지 못했던 새로운 물건이 다시 괴롭게 해요. 정말 이러다 미쳐버리는 건 아닌가 싶어요."

그녀의 증상으로 미루어 보아 더러워진 유전자를 적어도 1개 이상 갖고 있는 게 분명했다. 구체적으로 말하자면, GST 또는 GPX 유전자에 1개 이상의 SNP가 있는 게 아닌가 싶었다. GST/GPX 유전자는 필수 해독 물질인 글루타티온glutathione을 몸에서 활용할 수 있도록 하는 유전자다. (GST, GPX 유전자는 서로 밀접한 관련이 있어 정밀한 유전자 검사 없이는 어느 쪽이 범인인지 알아내기 힘들다. 이런 이유에서 이 책에서는 하나로 묶어 'GST/GPX'로 칭한다.) 만약 글루타티온이 부족하거나 없다면 몸에 침투한 독소를 제거하는 데 아주 많은 시간이 걸린다.

현대를 살아가는 우리는 공기, 물, 샴푸, 의류, 음식, 주방용 세제, 세탁용 세제 등에 숨어 있는 각종 공업용 화학물질과 중금속에 둘러싸여 지내고 있다. 만약 여러분이 유기농 식품만 먹고 친환경 제품만 쓴다면 유전자가 무척 좋아할 것이다. 그렇게 애써도 도저히 피할 수 없는 독소들이 존재하기 마련이다. 인간은 매일 평균적으로 1만 1,000L의 공기를 호흡하는 데 사용하고, 8잔의 물을 마시며, 1.8kg 정도의 음식을 먹는다. 현재까지 알려진 공업용 화학물질은 1억 2,900만 종에 달한다. 이 중 일부가 공기, 물, 음식 등에 숨어 있다. GST/GPX 유전자가 더러워지면 이런 화학물질을 해독한다는 건 거의 불가능해진다. 만약 다른 유전자까지 더러워져 있다면 문제는 훨씬 더 심각해진다. 캐리의 증상을 없애기 위해서는 유전자를 깨끗한 상태로 돌려놓아야 했다.

자말은 불안 장애를 갖고 있었다. 이야기를 들어보니 그럴 만했다. 할아버지, 삼촌이 불과 50대에 심장마비로 세상을 떠났다고 했다. 56세인 자말의 아버지 역시 심혈관 문제로 치료를 받고 있었다.

"우리 집안에 대체 무슨 일이 일어나고 있는 건지 알고 싶어요. 마치 사형선고를 기다리는 것 같아요. 제가 다음 차례가 되고 싶진 않거든요."

자말이 미리 건강을 돌보려는 의지를 가지고 있다는 것은 그나마 다행이었다. 심혈관 문제를 가진 가족이 많은 것으로 보아 그 또한 심장 기능과 혈액 순환에 중요한 역할을 하는 NOS3 유전자가 더러워져 있을 가능성이 높았다.

앞서 언급한 것을 떠올려보자. 유전적 문제가 건강에 영향을 '줄 수' 있지만, 그렇다고 '반드시' 영향을 주는 건 아니다. 자말과 그의 아버지에게는 '건강한 식단'과 '생활 방식의 변화'라는 탈출구가 있다. 의사가 알려주는 치료법보다 훨씬 더 뛰어난 방법 말이다.

테일러는 아주 오래전부터 우울증에 시달렸다. 어릴 때부터 늘 침울했고 슬픔을 가누지 못하는 경우도 많았다. 나를 찾아왔을 때 대학생이던 테일러는 우울과 불안 장애로 고생하고 있었다. 그는 프레젠테이션을 하거나 시험을 보는 것처럼 중요한 순간이 되면 마치 몸과 마음이 얼어붙는 것 같아 문제라고 말했다. 평소에는 완벽하게 잘하던 것도 압박을 느끼면 머릿속이 백지처럼 변하곤 했던 것이다.

이야기를 들으면서 테일러가 '수행 불안'을 가지고 있음을 금세 알아챘다. 많은 환자와 나 자신에게서도 발견한 모습이기 때문이다. 감정 기복도 심했다. 그는 무슨 일 하나 제대로 될 것 같지 않은 암울한 기분으로 하루하루를 보내고 있었다. 증상을 종합해보니 MTHFR 유전자가 더러워져 있을 가능성이 높았다.

MTHFR 유전자가 더러워지면 여러 면에서 정신적, 육체적 건강이 망가진다. MTHFR 유전자는 몸에서 가장 중요한 과정 중 하나인 '메틸화'에 꼭 필요한 유전자이기 때문이다. 더러워진 MTHFR 유전자는 불안 장애와 우울증뿐만 아니라 체중 증가, 두통, 피로감, 뇌 혼미brain fog(신경세포가 일시적으로 '작동 정지'하는 인지 장애 상태.-역자) 같은 여러 증상도 야기한다. 그래서 감정 기복을 없애 삶의 균형을 잡고 건강을 유지하기 위해서는 MTHFR 유전자를 깨끗하게 하는 것이 반드시 필요하다.

테일러는 자신이 쉽게 더러워지는 유전자를 갖고 있다는 사실을 알고 낙담했다. 그러면서 "제 상태가 마치 돌연변이 같은 건가요?"라고 물었다. 나는 많은 사람들이 주요 유전자 중 하나 이상 더러워져 있고, 유전자 클린으로 다시 깨끗하게 되돌릴 수 있다고 안심시켰다.

상식을 뒤집다

이 책을 읽고 있는 지금 이 순간에도 여러분 몸속의 수많은 유전자는 뇌, 소화계, 피부, 심장, 간 등 여러 부위에 수많은 지시를 내리고 있다. 유전자가 지시를 내리면 건강의 모든 측면이 결정된다. 습관적으로 하는 호흡, 만지고 느끼는 모든 물체, 떠올리는 모든 생각 등이 유전자에 기록되고 유전자는 그에 반응한다.

감당할 수 없을 만큼 지나치게 푸짐한 점심 식사를 한다고 생각해보자. 이런 상황은 유전자에게 무리한 짐을 지우는 것과 같다. 많은 음식에 부담을 느낀 유전자는 신진대사 속도를 줄이라고 몸에 지시를 내린다. 그러면 피부 재생, 소화, 해독, 감정, 사고 등 200가지가넘는 기능을 제어하는 메틸화에 문제가 발생한다. 과식이 수많은 과정에 오류를 야기한 것이다. 이런 문제를 상쇄하기 위해 저녁 식사는가볍게 먹겠노라 다짐할 수도 있다. 하지만 그런다고 이미 점심 식사로 야기된 문제가 사라지지 않는다. 유전자는 '지금 이 순간'을 살고있다. 당장의 문제에 불만을 가진 유전자는 건강을 해칠 수 있는 지시를 내려버리게 되고 결국 건강은 나빠진다.

평소 건강한 식단을 유지하고, 충분한 수면을 취하면서, 독성 물질에 대한 노출을 줄이고, 스트레스를 잘 관리해왔다면 어쩌다 한 번과식한다거나 일시적으로 과로해도 큰 문제가 되지 않을 수 있다. 몸이 충분히 강하고 회복력도 갖추고 있어 얼마든지 대처할 수 있기 때문이다. 이런 상황에서는 문제를 해결해야 할 유전자가 비틀거려도그 다음 유전자가 대신 일할 수 있다. 대신할 유전자마저 비틀거리면3번째 유전자가 그 일을 이어받을 수 있다. 우리 몸에는 유전자 사이에 협업 구조가 준비되어 있기에 가능한 일이다.

하지만 잘못된 환경이 지속되면 유전자의 협업에도 문제가 발생한다. 유전자가 계속 다른 유전자에게 일을 떠넘기다 보면 평소 한 유전자가 충분히 처리할 수 있는 일에 과도하게 많은 유전자가 동원되기 때문이다. 결국 건강이 나빠져 병원을 찾더라도 대부분의 의사는 두통이나 소화불량 같은 당장의 증상을 완화시킬 약을 처방하는 것 외에 특별한 일을 하지 않을 것이다.

나는 뭔가 더 나은 방법, 더 완전한 방법을 권하려 한다. 건강을 유지하기 위해 유전자에게 꼭 필요한 지시를 내리게 하려는 것이다. 가능하면 유전자 사이에 서로 일을 떠넘기지 않도록 해서 다른 유전자에게까지 부담이 이어지는 것을 최소화할 수 있다.

두 종류의 더러워진 유전자

진짜 더러워진 유전자

유전자는 SNP 때문에 더러워진다. 정도의 차이가 있을 뿐, 더러워진 유전자는 몸에 영향을 준다. 이런 유전자 때문에 과체중이 되거나 건강한 체형이 되고, 무기력하거나 활기가 넘치고, 우울하거나 낙천적일 수도 있다.

지금까지 밝혀진 1,000만 종이 넘는 SNP 중에서 유전적 기능을 변화시킬 수 있다고 알려진 것은 4만여 종 정도다. 평균적으로 1명이 갖고 있는 SNP는 대략 120만 개 정도다. 이 책에서는 건강에 가장 큰 영향을 준다고 알려진 7개 '슈퍼 세븐 유전자' 속 SNP에 대해 집중적으로 살펴보려 한다. 이 유전자들은 다른 유전자에 쉽게 영향을 주기 때문에 7개 중 1개만 더러워졌더라도 다른 유전자까지 더러워졌을 것이라 예상할 수 있다.

일단 자신이 어떤 SNP를 갖고 있는지 알면 몸의 건강은 물론이고 감정적인 문제까지 훨씬 잘 이해할 수 있다. SNP는 불안 장애나 우울증, 과민증, 일중독, 강박증, 주의력 산만, 감정 조절 문제 등을 유발할 수 있다. 하지만 반대로 열정, 헌신, 결단력, 집중력 같은 긍정적인 영향도 준다. 어떻게 보면 인류는 SNP 덕분에 놀라운 다양성을 얻을 수 있었던 것이다.

일시적으로 더러워진 듯 행동하는 유전자

간혹 SNP가 없는 유전자가 문제를 일으키기도 한다. 유전자가 제대로 기능하는 데 필요한 영양이나 생활 방식 또는 환경이 충족되지 않는 경우가 그렇다. 예를 들면 비타민 섭취나 수면이 부족하다거나, 너무 많은 화학물질이나 스트레스에 시달릴 때 이런 일이 생길 수 있다. 이렇게 유전자가 세포의 기능을 결정하는 것을 '유전자 발현'이라 한다. 유전자가 환경, 음식, 생활 방식, 감정 등에 대한 반응으로 자신을 표현하는 것이다.

긍정적인 유전자 발현이 나타나면 건강하고 활기 넘치는 모습이 된다. 반대로 부정적으로 나타나면 비만, 불안 장애, 우울증, 여드름, 두통, 피로, 관절통, 소화불량 같은 다양한 증상에 시달릴 수도 있다. 유전자가 지나치게 부정적인 발현을 하면 자가면역질환, 당뇨병, 심장병, 암 같은 심각한 질병에 걸릴 수도 있다.

이런 상황에 처해 있더라도 유전자 클린 프로그램이 탈출구가 될 것이다. 유전자가 원하는 식단과 생활 방식을 유지한다면 깨끗하고 건강한 유전자 발현을 유도해 몸과 감정, 나아가 삶 전체가 더 나아질 수 있다.

7개의 핵심 유전자

이제부터 '슈퍼 세븐 유전자'의 특성과 역할을 간략하게 소개한다. 이 7가지 유전자는 건강에 큰 영향을 미치는 만큼 여러 연구자들에 의해 많은 연구가 진행되었다. 깨끗하게 되돌리기 어려운 유전자도 존재하지만, 다행히 슈퍼 세븐 유전자는 그렇지 않다. 여러분의 노력에 따라 얼마든지 깨끗하게 할 수 있다.

각 유전자에 대한 설명에는 더러워졌을 때 나타나는 영향을 담았다. 더러워진 유전자는 건강 문제를 야기하지만, 예기치 않게 나타나는 일부 장점을 활용하면 도움이 될 수도 있다. 이제 여러분은 건강한 식단과 생활 방식으로 환경을 바꾸고 화학물질에 대한 노출을 줄여 단점을 최소화하고 장점을 최대화하는 것을 목표로 삼아야 한다.

MTHFR 유전자

MTHFR 유전자는 스트레스 반응, 염증, 뇌 화학적 성질, 에너지 생산, 면역 반응, 해독, 황산화 물질 생산, 세포 수선, 유전자 발현 등에 핵심적인 역할을 하는 메틸화를 촉진한다.

더러워졌을 때 부정적인 영향: 우울증, 불안 장애, 자가면역질환, 편두통, 위암, 자폐증, 임신 합병증, 다운증후군, 선천적 결손증, 심혈관 질환(심장마비, 뇌졸중, 혈전증 등) 발생 가능성을 높인다.

더러워졌을 때 긍정적인 영향: 강렬함, 기민함, 생산성, 집중력을 높이고 DNA 수선 능력 개선한다. 대장암 발병률이 낮아지기도 한다.

COMT 유전자

COMT 유전자는 감정, 집중력, 월경 주기, 유섬유종, 일부 암과 관련이 있는 에스트로겐estrogen에 영향을 준다. 이 유전자가 더러워지면 메틸화 작용에 문제가 발생한다. 변화된 메틸화 속도를 기준으로 '느린' COMT 유전자와 '빠른' COMT 유전자로 구분한다.

더러워졌을 때 부정적인 영향: 과민증, 불면증, 불안 장애, 자궁근종, 시험 불안 장애, 신경 질환, 편두통, 월경 전 증후군, 성급함, 중독 취약성, 에스트로겐에 민감한 암 발생 가능성을 높인다.

더러워졌을 때 긍정적인 영향: 에너지 수준과 집중력을 높여 기민하게 움직이도록 한다. 윤기 나는 피부가 된다.

DAO 유전자

DAO 유전자는 음식에 대한 민감성과 알레르기 반응을 유발하는 히스타민histamine에 대한 반응에 영향을 준다. 히스타민은 여러 식음료에 들어 있기도 하고 일부 장내세균에 의해 만들어지기도 한다.

더러워졌을 때 부정적인 영향: 음식 민감성, 임신 합병증, 새는 장 증후군, 알레르기 반응, 자가면역질환 발생 가능성을 높인다.

더러워졌을 때 긍정적인 영향: 알레르기성 질환의 원인 항원인 알레르겐과 알레르기 유발 음식을 빠르게 인지한다. 덕분에 장기적이고 심각한 문제가 발생하기 전에 피할 수 있다.

MAOA 유전자

MAOA 유전자는 감정, 기민성, 에너지, 중독 취약성, 자신감, 수면 등에 영향을 주는 뇌 화학물질인 도파민dopamine, 노르에피네프린 norepinephrine, 세로토닌serotonin 통제에 영향을 준다.

더러워졌을 때 부정적인 영향: 심한 감정 기복, 탄수화물에 대한 지나친 욕구, 과민증, 두통, 불면증, 중독 발생 가능성을 높인다.

더러워졌을 때 긍정적인 영향: 에너지 수준, 자신감, 집중력, 생산성을 높이고 기쁨을 느끼게 한다.

GST/GPX 유전자

GST/GPX 유전자는 몸에서 화학물질을 배출하는 과정에 영향을 준다.

더러워졌을 때 부정적인 영향: 화학물질에 지나치게 예민해져 가벼운 증상부터 심각한 자가면역질환, 혹은 암을 유발할 수 있다. DNA를 손상시켜 암 발병률을 높인다.

더러워졌을 때 긍정적인 영향: 건강을 해칠 가능성이 있는 화학물질을 발병 전에 인지할 수 있고 화학요법에 대한 효과가 좋아진다.

NOS3 유전자

NOS3 유전자는 심장 건강에 중요한 역할을 한다. 혈류와 혈관 생성에 관여하는 산화질소 생성에 영향을 준다.

더러워졌을 때 부정적인 영향: 두통, 고혈압, 치매 발생 가능성을 높이고 심장병, 심장마비에 취약하게 만든다.

더러워졌을 때 긍정적인 영향: 암 발병 시 혈관 형성을 늦춰 암 세포의 성장을 억제한다.

PEMT 유전자

PEMT 유전자는 세포막 유지, 담즙 흐름, 근육 건강, 뇌 발달에 필수적인 화합물 포스파티딜콜린phosphatidylcholine 생산에 영향을 준다.

더러워졌을 때 부정적인 영향: 쓸개 질환, 소장 내 세균 과잉 증식, 임신 합병증, 세포막 취약, 근육통 발생 가능성을 높인다.

더러워졌을 때 긍정적인 영향: 메틸화가 잘 이뤄지고 화학요법에 대한 효과가 좋아진다.

유전자가 더러워지는 이유

SNP가 아니어도 일부 약품이나 치료 요법 때문에 유전자가 더러워지기도 한다. 그렇게 되면 신진대사에 영양소를 적절히 사용하거나 뇌의 화학작용을 균형 있게 유지하고 손상된 세포를 고치는 등 유전자 본연의 일을 할 수 없다.

위의 산을 중화시키는 제산제는 MTHFR, MAOA, DAO 같은 주요 유전자에 나쁜 영향을 준다. 당뇨병에 흔히 쓰이는 메트포르민metformin은 MAOA, DAO 유전자를 손상시키기도 한다. 피임약이나 호르몬 대체 요법은 물론 인체 친화형 호르몬도 MTHFR, COMT 유전자에 부담이 될 수 있다.

일상에서 흔히 경험하는 상황도 유전자 발현에 문제를 일으킨다. 잘못된 식단, 운동 부족, 무리한 운동, 불충분한 수면, 환경 독소, 평범하지만 지속적인 일상의 스트레스가 그 예다. 유전자를 더럽히는 요소가 주변에 무수히 많이 존재하지만, 의사라고 해도 모든 것을 파악하기는 어렵다.

유전자를 더럽히는 요소가 2가지 이상 함께 작용하면 상황이 복잡해진다. 예를 들어, 당분과 함께 탄수화물까지 과다 섭취한다면 광범위하고 복잡한 영향을 받는다. 거기에 불충분한 수면까지 더해지면 상황은 급격히 나빠진다. 게다가 스트레스까지 받는다면 그 피해는 눈덩이처럼 불어난다.

이것은 모든 유전자가 상호작용하기 때문에 발생하는 일이다. 인간의 몸은 각 부분이 엄격히 분리되어 따로 작동하는 개별 조직의 단순한 조합이 아닌, 긴밀히 상호작용하는 완벽히 통합된 시스템이어서 어떤 문제가 발생하면 놀랄 만큼 빨리 번지고 악화된다.

더러워진 유전자를 깨끗하게 되돌리면 가장 먼저 기분이 좋아지는 경험을 하게 될 것이다. 이어서 늘 괴롭게 했던 만성적인 근육통이 사라질 것이다. 시간이 더 지나면 혼미했던 뇌가 맑아지고 전과 비교할 수 없이 많은 에너지를 느낄 수 있다. 또한 알레르기 증상도 사라지고 늘었던 체중도 제자리를 찾기 시작한다. 더러워진 유전자를 깨끗이 할 것을 강력히 권유하는 이유가 바로 이런 효과 때문이다.

우리는 독소에 갇혀 있다

주변의 공기, 물, 음식 그리고 각종 제품에 들어 있는 공업용 화학물질은 이미 통제할 수 없는 상태라고 해도 과언이 아니다. 애초에

이것이 유전자를 오염시킨다

음식 탄수화물·당분·단백질 과다 혹은 부족, 이로운 지방·비타민 B·비타민 C·구리·아연 부족 등.

운동 하루의 대부분을 앉아서 보내는 생활 방식, 무리한 활동, 전해질 결핍, 탈수 등.

수면 숙면 부족, 늦은 취침 혹은 늦은 기상, 불규칙한 수면 패턴.

환경 독소 더러운 음식·물·공기(실내 공기 포함)·각종 제품(스프레이, 세제, 화장품, 페인트, 살충제, 제초제 등).

스트레스 육체적 스트레스(장기적인 질환, 만성 감염, 알레르기, 불충분한 수면 등), 정신적 스트레스(직장이나 가정 문제, 사람과의 갈등, 인생의 어려움 등).

인간은 이렇게 많은 화학물질을 견디도록 설계되지 않았다.

수도꼭지마다 필터를 설치한다거나 유기농 식품만 먹어서 해결할 수 있는 문제라면 얼마나 좋을까. 하지만 현실은 녹록지 않다. 매일 상점이나 식당에서 받는 영수증에 사용된 발암성 코팅제인 비스페놀 Abisphenol A는 어떻게 하면 좋을까? 집 안 곳곳의 가구에서 뿜어져 나오는 포름알데히드formaldehyde 분진과 카펫에 배어 있는 독성 화합물은 또 어쩐란 말인가? 그 외에도 사무실의 복합기에서 내뿜는 각종 화학물질, 형광등의 해로운 영향, 몸의 화학작용에서 발생하는 전자기장, 매일 접하는 수많은 플라스틱이 주는 영향 등 셀 수 없이 많은 문제가 있다.

하루에 노출되는 화학물질이 1~2종, 많아도 20종 정도라면 해독하는 것이 훨씬 수월할 것이다. 위에서 언급한 것은 누구나 매일 수백 번에서 수천 번까지도 겪는 일이다. 이것은 인간이 절대 감당할 수 없는 수준이다. 현재까지 밝혀진 공업용 화학물질은 1억 2,900만 종이 넘으며 그중 상당수가 공기로 배출된다. 이런 환경에서 숨을 쉬며 살아간다는 것은 독성 물질로 가득한 물을 벌컥벌컥 들이켜는 것과 다르지 않다.

이런 요인이 비만, 당뇨병, 심장병, 알레르기, 자가면역질환, 암 같은 만성 질환의 급격한 증가를 야기한다. 불과 20여 년 전만 해도 걱정하지 않았던 것들이 지금에 와서 문제가 되는 것이다. 심지어 태어날 때는 깨끗했던 유전자도 당혹스러울 만큼 빠른 속도로 더러워지고 있다. 최근 태어나는 신생아는 출산 당일부터 200종이 넘는 화학물질에 오염된다고 하니 그 정도를 짐작할 수 있다.

이런 상황에서 더러워진 유전자를 깨끗이 되돌리는 방법을 철저히 실천한다 한들, 가라앉는 배에서 손으로 물을 퍼내는 것과 다르지 않게 느껴진다. 더러워진 유전자를 끊임없이 깨끗하게 만들어도 음식, 공기, 물, 각종 제품의 화학물질이 금세 다시 더럽히기 때문이다.

그렇기에 가능하면 유기농 식품을 먹을 것을 권하고 여의치 않다면 최악의 음식이라도 피하라고 권하는 것이다. 마시고 요리하고 샤워하는 데 쓰는 물도 여과 장치로 걸러 사용해야 한다. 화학물질이 포함된 제품이 피부에 닿는 것도 피해야 한다. 공기도 마찬가지다. 때로는 실외보다 실내에 유독 성분이 더 많다. 믿기지 않겠지만 사실이다. 숙면을 취하고, 적절한 운동을 하고, 스트레스를 줄이고, 스트레스를 곧바로 해소하는 등 유전자에게 해줄 수 있는 모든 것을 해야 한다.

얼마든지 스스로 건강을 유지할 수 있다. 여러분이 뭔가 큰 문제에 직면한 것 같다면, 미안하지만 순전히 여러분 자신의 잘못이다.

유전자를 깨끗하게 되돌리고, 유지하는 법

유전자를 깨끗하게 되돌릴 수 있는 구체적인 프로그램의 개요를 소개한다. 4주 동안 진행될 이 프로그램은 평생 유전자를 깨끗한 상태로 유지할 긴 여정의 시작점이 될 것이다.

1단계: 기본 클린

1단계에서는 모든 유전자를 깨끗하게 하기 위해 증상과 개인 특징이 적힌 '클린 목록 1'을 작성한다. 클린 목록 1은 이후 진행될 모든 활동의 기준점이 된다. 이 목록을 통해 구체적으로 어떤 유전자가 제 기능을 하지 못하는지 알 수 있다. 또한 태어날 때부터 더러웠던 유전자인지, 일시적으로 더러워진 듯 행동하는 유전자인지 확인할 수 있다.

2주 동안 진행되는 1단계에서는 좋은 음식을 먹으면서 충분한 수면을 취하고 최대한 독성 물질을 피하면서 스트레스를 풀어주는 유전자 클린을 실시한다. 이 방법은 모든 사람에게 적용할 수 있다.

2단계: 집중 클린

1단계 과정을 거쳤어도 아직 해결되지 않은 유전자가 있는지 파악하기 위해 '클린 목록 2'를 작성한다. 2단계에서는 건강한 식단과 생활 방식 등 1단계의 지침을 유지하면서, 클린 목록 2를 바탕으로 해결되지 않은 유전자를 집중적으로 관리한다.

3단계: 평생 지속하기

3개월 혹은 6개월마다 클린 목록 2를 다시 작성하면서 여전히 해소되지 않고 괴롭히고 있는 유전자가 있는지 점검한다. 좋은 식단과 생활 방식을 유지하면서 필요할 경우 집중 클린을 실시한다.

유전자 검사, 굳이 할 필요 없다

많은 사람들이 '23andMe'나 '제노스 리서치Genos Research' 같은 유전자 정보 분석 기업에 유전자 검사를 의뢰한다. 때로는 도움이 되기도 하지만 혼란만 더하는 경우도 많다. 유전자 검사 결과지의 예시를 소개한다.

> 충분한 비타민 ○를 섭취해 유전자 A의 활동을 지원하는 것이 필요합니다. 유전자 B의 원활한 활동을 위해 비타민 □는 절대 섭취하지 않을 것을 권합니다. 유전자 C의 원활한 활동을 위해 비타민 △ 섭취를 함께 권합니다.

검사 결과지에 이런 권고가 쓰여 있다고 치자. 대체 어떻게 하라는 걸까? 주변에 유전자 검사 결과를 제대로 분석해줄 수 있는 전문가가 있다면 검사를 받아도 좋다. 하지만 안타깝게도 대부분 검사 이후 어떻게 해야 하는지 정확한 조언을 듣지 못하는 것이 현실이다.

내가 이 책을 쓰기로 결정한 이유에는 이런 상황도 영향을 주었다. 유전자 검사를 하지 않고도 유전자를 깨끗하게 유지하도록 돕고 싶었다. 사실 특별한 경우가 아니면 유전자 검사가 필요치 않다.

유전자 검사 결과 일부 유전자에 문제가 있다고 나타나면 얼른 치료를 받아야 하나 싶을 수도 있다. 이런 상황에 대한 나의 답은 간단하다. "그럴 필요 없다." 건강한 식단을 유지하고, 숙면을 취하면서, 독성 물질에 대한 노출을 줄이고, 스트레스를 멀리하면 태어날 때부터 이미 더러워진 상태였던 유전자라 할지라도 문제를 일으키지 않게 할 수 있다. (단, 검사 결과 심각한 질환이 발견되었다면 의사의 도움을 받아 질환을 치료하고 증상이 악화되는 것을 막거나 늦춰야 한다.)

SNP에 담긴 인류 역사

앞서 살펴본 것처럼 더러워진 유전자는 긍정적인 측면도 가지고 있다. 정글이나 시베리아처럼 험난한 곳에서 살아남으려 발버둥쳤을 초기 인류를 상상해보자. 공동체에 독성 물질에 유난히 민감한 사람이 있었다면 다른 사람들에게 위험성을 미리 알려주고 피하도록 했을 것이다. 이런 행동은 공동체에 큰 도움이 되지 않았을까? 또한 어떤 문제든 가볍게 지나치지 않고 집착해 반드시 해결하고야 마는 사람이 있었다면 여러 문제들을 해결하는 데 큰 도움이 되었을 것이다. 유난히 귀가 밝은 사람은 어두운 밤 다른 사람을 대신해 주변을 살폈을 것이라 상상해볼 수 있다.

연구자들은 인간이 다양한 환경에서 살아가면서 SNP가 생겨났을 것이라고 해석한다. 세계 각지로 이주하면서 몸이 서서히 적응했다는 것이다. SNP에는 이런 인류의 역사가 담겨 있다.

현대를 사는 우리는 거의 모든 종류의 음식을 쉽게 구할 수 있다. 게다가 부족한 영양을 보충하기 위한 건강 보조 식품도 활용한다. 더는 옛 조상처럼 환경의 제한을 받지 않는다. 이제 우리가 할 일은 태어날 때부터 갖고 있던 SNP에 어떻게 대처할 것인지 깨닫는 것이다.

유전적 잠재력

나는 앞에서 언급한 캐리, 자말, 테일러가 유전자 클린 프로그램에 집중할 수 있도록 도왔다. 결과적으로 3명 모두 효과를 봤지만, 속도와 방식은 조금씩 달랐다.

캐리는 1단계에서부터 효과가 나타났다. 하지만 콧물, 피부 벗겨짐, 윤기 없는 머리카락 같은 증상이 사라지지 않았다. 캐리의 더러워진 GST/GPX 유전자는 더 많은 도움이 필요했고, 2단계인 '집중 클린'을 바로 시작했다.

캐리에게는 리포소말 글루타티온liposomal glutathione 보조제 복용을 권했다. 처음에는 아주 조금씩 복용하는 것으로 시작해 증상 변화를 지켜보며 조금씩 늘려갔다. 이 보조제는 캐리의 몸에서 제대로 생성되지 않고 있는 주요 항산화 물질인 글루타티온을 보충해주었다.

캐리의 집 모든 수도꼭지에는 필터가 설치되어 있었지만, 공기청정기는 비용 문제로 사용하지 못하고 있었다. 증상 변화가 없는 것을 보면서 더러워진 내부 공기가 원인임을 직감했다. 가구, 카펫, 매트리스에서 나오는 분진은 물론 가스레인지로 조리할 때 발생하는 연기 등이 공기를 더럽힌다. 더러운 물과 공기는 가장 흔하게 노출되는 화학물질의 원천으로 GST/GPX 유전자에 상당한 부담을 준다. 이런 독성 물질에 노출되는 것을 최대한 줄이기 위해 발연점이 높은 오일로 조리하고, 반드시 주방 환풍기를 가동하도록 권했다.

캐리는 평소 일주일에 2회 정도 사우나에 가곤 했다. 적당한 사우나 이용은 스트레스 해소에도 좋을 뿐 아니라 몸속 해로운 화학물질을 땀을 통해 효과적으로 배출할 수 있어 꾸준히 지속하도록 권했다.

발연점 높은 오일, 주방 환풍기 사용, 사우나 등은 생활 속 작은 습관이지만 독성 물질을 피하는 데에는 큰 도움이 된다.

캐리는 2단계 집중 클린을 시작한 지 2주 만에 머리카락, 피부, 활력이 놀랄 만큼 좋아졌다. 몇 주가 더 지나자 늘 막혀 고생했던 코도 뻥 뚫려 전혀 다른 사람처럼 보였다. 유전자와 갈등하고 대립하는 게 아니라 유전자가 필요로 하는 것을 파악하고 채워주기 위해 노력하면서 경험한 변화였다.

자말 역시 1단계부터 효과가 나타났지만, 캐리처럼 집중 클린이 필요했다. 그에게도 리포소말 글루타티온 보조제를 권했다. NOS3 유전자가 생성하는 효소를 지원하는 아미노산인 아르지닌arginine이 많이 포함된 음식을 많이 먹도록 권했다. (아르지닌은 아루굴라, 베이컨, 비트, 청경채, 셀러리, 배추, 오이, 회향, 리크, 겨자 잎, 파슬리, 물냉이 등에 많이 들어 있다.) 그러자 체중이 줄면서 컨디션도 회복되기 시작했다. 가장 중요한 변화는 유전자가 자신에게 사형 선고를 내린 것 같다던 비관적인 생각을 하지 않게 되었다는 점이다. 자말의 변화는 그의 말을 통해 확실히 확인할 수 있었다.

"이젠 어떻게 하면 될지 알겠어요. 더는 유전자가 무슨 짓을 할지 걱정하지 않아요. 아버지에게도 방법을 알려드리고 도와드리려 해요. 먼저 세상을 떠난 삼촌과 할아버지도 이 방법을 아셨다면 얼마나 좋았을까요."

그렇지만 테일러의 우울과 감정 기복의 뿌리는 제법 깊었다. 2주 동안의 1단계 과정을 거치자 어느 정도 좋아지긴 했지만, 여전히 우울하고 불안해했다.

테일러의 더러워진 MTHFR 유전자 문제는 샐러드, 케일, 콜라드, 근대처럼 잎이 많은 녹색 채소 섭취를 늘리는 것으로 해결할 수 있었다. 하지만 우울 증상 때문에 행동으로 옮기기 위한 동기부여가 잘 되지 않았다. 이런 상황에서 마냥 샐러드를 권한다거나 채소 요리 같은 과제로 부담을 주고 싶지 않았다.

대안으로 테일러에게 매주 2회 메틸 엽산 보조제를 복용하도록 했다. 메틸 엽산은 활성화된 엽산으로 건강에 중요한 메틸화 과정에 꼭 필요한 영양소다. 그렇게 컨디션이 회복되면 식단 조절을 시도할 수 있는 활력이 생길 것이라 기대했다. 그렇게만 된다면 메틸 엽산 보조제 복용을 줄이거나 중단할 계획이었다. 그녀에게는 커큐민 curcumin 과 PQQ pyrrolo-quinoline quinone, 피롤로퀴놀린퀴논 복용도 추가로 권했다. 이 보조제는 메틸화 과정을 촉진하는 데 도움을 준다.

특별히 테일러에게는 가공 식품을 피할 것을 특별히 강조했다. 만약 쉽지 않다면 제품의 라벨을 보고 인공 엽산 첨가 여부만이라도 꼭 확인하도록 했다. 인공 엽산은 많은 식품에 흔히 들어가는 첨가물로 메틸 엽산이 사용할 통로를 막아 아무리 좋은 음식이나 보조제를 먹어도 무용지물로 만들기 때문이다.

테일러는 나의 권유를 따라 메틸 엽산을 섭취하면서 인공 엽산이 첨가된 음식을 골라내 먹지 않았다. 그러자 컨디션이 회복되면서 우울 증상이 빠른 속도로 사라졌다. 이후 몇 주가 지나 스스로 샐러드를 요리할 수 있게 되어 덕분에 충분한 채소를 먹을 수 있었다. 결과적으로 메틸 엽산 복용을 일주일에 1회로 줄였고, 상태가 더 호전된 후에는 완전히 끊을 수 있었다.

마지막으로 테일러를 만났을 때 그는 자신이 완전히 다른 사람이 된 것 같다며 기쁨으로 가득했다. 예전과 달리 생동감 넘치고 열정적이면서도 평온했다. 유전자가 원하는 것을 채워줌으로써 완전히 새로운 삶을 얻은 것이다.

습관성 유산으로 상담했던 여성이 시간이 지나 예쁜 아기를 데려왔을 때, 난생 처음 우울과 불안 장애에서 벗어났다는 감사의 편지를 받을 때면 유전자를 깨끗이 되돌리는 것이 얼마나 중요한지 새삼 느끼곤 했다. 캐리, 자말, 테일러도 유전자 클린 프로그램 덕분에 비로소 유전적 잠재력을 발휘하게 됐다. 나는 그들이 해낸 일들을 여러분도 충분히 할 수 있을 것이라 믿는다.

02

유전자 클린을 위한
기초 지식

제시를 처음 만났을 때 그녀는 무척 경직돼 있었고 쉽게 짜증을 냈다. 그는 못마땅한 표정으로 이렇게 말을 꺼냈다.

"의사가 검사를 하더니 내 MTHFR 유전자에 SNP가 있다고 하네요. 이제 뭘 어떻게 하면 되는 거죠?"

제시의 말투는 퉁명스러웠지만, 조금이라도 빨리 문제를 해결하고 싶다는 것 또한 느낄 수 있었다. 나는 SNP가 1개만 있는 게 아니라, 아마도 수천 개의 유전자에 수천 개의 SNP가 있을 거라고 설명하면서 큰 그림을 봐야 한다고 충고했다. 그녀는 이런 말에 적잖이 당황한 모습을 보였다. 자신이 가진 SNP를 해결해줄 보조제가 무엇인지만 알아내 복용하기만 하면 금방 해결할 수 있겠다고 생각했던 것이다.

보조제를 섭취하면 그에 해당하는 특정 SNP와 관련한 문제를 해결할 수 있는 것은 사실이다. 하지만 대부분의 건강 문제는 단 1개의 SNP 때문에 발생하지 않는다.

이 책에서 중점적으로 다루는 슈퍼 세븐 유전자를 포함해 모든 유전자 사이에 일어나는 상호작용은 워낙 빠르고 지속적으로 이루어져 각 유전자를 따로 분리해 이해한다는 것은 불가능하다. 그렇기에 큰 그림 속에서 답을 찾아야 한다는 것이다. 더러워진 유전자 모두를 깨끗하게 되돌리고 함께 깨끗한 상태를 유지할 수 있는 방식을 택해야 한다.

모든 일에 우선순위가 있듯, 인간의 몸에서 벌어지는 가장 중요한 과정 중 하나인 메틸화를 먼저 살펴보자.

유전자의 스위치, 메틸화

메틸화란 몸속 유전자, 효소, 호르몬, 신경 전달 물질, 비타민 등에 1개의 탄소 원자와 3개의 수소 원자를 더한 '메틸기methyl group'가 추가된 것을 말한다. 메틸화는 유전자가 발현되는 스위치를 켜고 끄는 것을 결정할 수 있어 모든 세포 속 유전자는 메틸화 과정에 의해 통제된다. 이런 시스템에 문제가 생기면 유전자가 꺼져 있어야 할 때 켜지고, 켜져 있어야 할 때 꺼지는 일이 발생한다. 암을 유발하는 유전자를 끄지 못하고 계속 성장하도록 방치하는 것이 대표적인 사례다.

프롤로그에서 언급했던 〈두 마리 쥐 이야기〉에 등장한 쥐의 차이를 만든 것도 메틸화였다. 건강한 쥐는 메틸화가 제대로 작동하고 있었지만, 다른 쥐는 메틸화에 문제가 있었다.

메틸화는 몸의 모든 세포에서 매 순간 셀 수 없이 일어난다. 메틸화의 영향을 받는 수백 가지 과정 가운데 가장 중요한 몇 가지를 살펴보자.

유전자 발현

우울증, 불안 장애, 심장병, 치매, 비만, 자가면역질환, 암은 유전적 요소를 갖고 있는 대표적인 질병이다. 하지만 적절한 메틸화가 이루어지면 심각한 만성 질환을 유발하는 유전자의 스위치를 끌 수 있어 발병 가능성을 현저히 낮출 수 있다.

음식의 에너지화

몸이 음식을 에너지로 전환하는 과정을 효과적으로 잘 처리한다면 덜 먹고도 활력이 넘칠 수 있다. 이 과정에 문제가 생기면 더 많이 먹어 체중이 늘고 나른함과 피로를 느낀다. 이럴 때는 메틸화가 구세주로 등장한다. 지방을 연소시키는 카르니틴carnitine이라는 화합물을 만드는 데 메틸화가 도움을 주기 때문이다. 메틸화가 잘 진행되면 효율적으로 에너지를 소비하고 신진대사도 더욱 활발해져 활력이 넘치면서도 적정 체중을 유지할 수 있다.

세포 보호

모든 세포는 영양소를 들여오고 해로운 것을 내보내는 기능을 하는 세포막으로 둘러싸여 있다. 메틸화가 잘 이루어져야 세포벽을 이루는 중요 요소인 포스파티딜콜린이 생산되어 세포막이 튼튼해진다.

혹시 비타민 보조제를 복용하거나 건강 보조 식품을 먹고 있는가? 메틸화가 제대로 이뤄지지 않으면 이런 것도 무용지물이 된다. 세포벽이 제대로 작동하지 않으면 영양소가 세포 속에 들어가지 못한 채 대소변으로 모두 배출되기 때문이다.

매초 소멸되는 250여만 개의 세포를 통제하고 이를 대신할 새로운 세포를 만들기 위해서도 포스파티딜콜린이 필요하다. 새로운 세포가 충분히 만들어지지 않으면 통증, 피로, 염증은 물론 지방간을 유발할 수 있다.

포스파티딜콜린은 간에서 생성되는 담즙에도 영향을 준다. 지방을 흡수하고 소장 속 세균을 통제하는 담즙은 간에서 흘러나와 쓸개로 들어간다. 메틸화가 제대로 되지 않을 경우 쓸개에도 문제가 생기지 않는지 잘 관찰해야 한다.

뇌와 근육 건강

메틸화는 뇌와 근육의 연료라고 할 수 있는 크레아틴 creatine 생성에도 관여한다. 근육통과 피로감을 느끼거나 평소보다 사고 활동이 원활하지 않다고 느낀다면 메틸화에 문제가 있거나 크레아틴 수치가 낮아서일 수 있다.

신경 전달 물질의 생성과 균형

도파민, 노르에피네프린, 세로토닌 같은 신경 전달 물질이 균형을 잡고 안정적인 상태에 있어야 맑은 정신을 유지하고 집중해서 정확한 판단을 할 수 있다. 또한 차분하고 낙천적이면서도 열정을 갖고 삶을 살아갈 수 있다. 반면 균형이 잡히지 않으면 혼란스러워지고, 산만하고, 불안을 느끼며, 상황을 비관적으로 바라본다. 불안 장애, 우울증, 뇌 혼미, ADHD 같은 질병을 앓은 적이 있다면 더욱 공감할 수 있을 것이다.

스트레스 반응과 이완 반응

아주 오래전 조상들은 날카로운 이를 드러낸 맹수를 마주하면 온 힘을 다해 맞서 싸우거나, 최대한 빨리 도망가야 했다. 스트레스 반응을 이런 위험에 빗대어 '투쟁-도피 반응'이라고도 한다.

힘겨운 노동, 불충분한 수면, 지속적인 질병이나 감염, 불규칙한 식사, 몸에 부담이 되는 약물 복용 등은 스트레스 반응을 유발하는 요인이다. 직장에서 정해진 시한 내에 업무를 끝내야 하거나 아이가 바짓가랑이를 붙잡고 떼를 쓸 때 혹은 불편한 사람과 저녁을 먹어야 하는 것처럼 정신적으로 부담이 되는 일도 스트레스 반응을 유발한다.

이런 상황을 마주하면 교감신경계는 도파민, 아드레날린, 노르아드레날린 같은 스트레스 호르몬을 대량 분비한다. 덕분에 경계심과 긴장감을 가질 수 있고 맞서 싸울 준비를 한다. 호흡은 더 가빠지고, 근육이 긴장되며, 심장이 빨리 뛸 것이다. 이런 스트레스 반응은 부교감신경계에 의해 나타나는 이완 반응과 균형을 이루는 것이 이상적이다. 스트레스 반응이 끝나면 휴식의 시간이 찾아온다. 스트레스 호르몬 분비가 잦아들면서 긴장했던 근육이 풀리고 호흡이 진정된다. 정신은 경계 상태에서 휴식 상태로 바뀐다.

메틸화가 제대로 진행되면 스트레스 반응과 이완 반응에 필요한 생화학 물질을 충분히 확보할 수 있다. 그렇게 되면 낮에는 적당한 긴장감 속에 최선을 다해 주어진 문제를 해결하고, 밤에는 마음 편히 쉬면서 평화로운 시간을 즐기다 꿀맛 같은 잠을 잘 수 있다.

메틸화가 제대로 진행되지 않으면 반대의 결과가 나타난다. 늘 스트레스에 시달린다거나, 걸핏하면 화를 내고, 긴장을 풀지 못한다. 스트레스는 심리적 상태와 주변 환경이 가장 중요한 요소지만, 견디기 힘들 정도의 큰 스트레스는 메틸화가 제대로 이뤄지지 않을 때 발생한다.

해독

몸은 일정 수준의 호르몬을 필요로 하지만, 그 수준이 지나치게 높아지면 문제가 된다.

에스트로겐은 남성과 여성 모두에게 중요한 호르몬이다. 하지만 에스트로겐을 적절히 처리하지 못하면 여성의 경우 월경 전 증후군이 발생하거나 폐경 문제, 난소암 등을 겪을 수 있다. 또한 남녀 모두 유방암에 걸릴 위험성이 높아지기도 한다.

유해한 화학물질과 과잉 호르몬을 제거하기 위해서도 메틸화가 제대로 진행되어야 한다. 메틸화는 주요 항산화 물질인 글루타티온 생성 능력에 영향을 준다. 1장에서 소개한 캐리의 증상은 글루타티온 부족이 원인이었다. 그렇기에 문제 해결을 위해 메틸화가 제대로 이뤄질 수 있는 방법을 권했던 것이다.

면역 반응

면역 체계는 특정 세균이나 바이러스, 질병을 일으킬 수 있는 병원체는 물론 위험한 화학물질과 유해한 음식 등 위험하다고 여겨지는 '침입자'로부터 몸을 보호한다. 이런 반응이 제대로 작동하지 못하면 질병에 취약해진다. 반대로 과도한 면역 반응은 침입자는 물론 자신의 세포까지 공격해 각종 자가면역질환을 유발한다. 갑상선을 공격하는 하시모토병, 관절을 공격하는 류머티스 관절염, 관절·피부·신장·혈구·뇌·심장·폐 등을 공격하는 전신 홍반 루푸스, 신경 주변의 미엘린초를 공격하는 다발성 경화증 등이 대표적인 예다.

메틸화가 적절하게 진행되면 너무 소극적이지도, 너무 적극적이지도 않게 가장 적절한 선에서 면역 반응이 작동할 수 있다.

심혈관 기능

메틸화에 문제가 생기면 심혈관 건강을 위협하는 죽상 동맥 경화증과 고혈압이 발생할 수 있다. 메틸화 문제로 발생하는 염증도 심해지면 심혈관 질환으로 이어진다.

DNA 수선

유전적 지시는 유전 정보가 담겨 있는 DNA 안에서 구체화된다. 이중 나선 구조를 띠고 있는 2가닥의 DNA에는 개인의 정체성을 담은 분자가 일정한 순서로 배열되어 있어 세포가 어떤 일들을 해야 하는지 구체적으로 지시한다.

옷을 오래 입으면 조금씩 닳다가 결국 찢어지는 것처럼 DNA도 마찬가지다. 몸속에서 일어나는 생화학 작용, 불안정하고 반응도가 높은 활성산소, 자외선 B, 특정 생화학 물질 등도 DNA를 손상시킨다.

DNA를 최적의 상태로 유지해 모든 세포에게 적절한 지시를 보내려면 어떻게 해야 할까? 메틸화는 적절한 DNA 수선에 필수적이다. 그래야 새로운 세포가 만들어질 때 DNA 오류가 발생하는 것을 막을 수 있다.

메틸화를 방해하는 요인

메틸화의 중요성을 어느 정도 이해했을 것이다. 그렇다면 정상적인 메틸화를 가로막는 것에는 무엇이 있을까? 다음의 내용을 살펴보면 누구나 경험하는 일상적인 것이 문제가 됨을 알 수 있다.

잘못된 식사

메틸화에는 무엇보다 단백질과 비타민 B가 꼭 필요하다. 그런데 이것만으로는 충분치 않다. 메틸화는 여러 생화학 반응이 모여 완성되는 복잡한 과정으로 각 반응에는 비타민과 미네랄 같은 보조 인자도 필요하다. 모닥불을 피우려면 잘 타오를 큰 통나무가 필요하지만 종이 같은 불쏘시개, 처음 불을 붙일 성냥 등도 필요하다. 이것이 없다면 큰 통나무는 오도카니 있어야 할 것이다. 통나무가 기본적인 영양소라면, 불쏘시개와 성냥 등은 보조 인자인 셈이다.

인공 엽산

거의 모든 사람이 잘못 알고 있는 사실을 이번 기회에 바로잡을 수 있었으면 한다. 바로 '엽산'에 대한 내용이다. 비타민 B9의 자연 상태를 '엽산folate'이라 하고 이것이 활성화되어 몸에서 사용 가능한 상태가 된 엽산을 '메틸 엽산methylfolate'이라고 한다. 메틸 엽산이야말로 메틸화에 필수적인 합성물이다. 엽산은 시금치, 겨자 잎, 콜라드 잎, 순무 잎, 로메인 상추 같이 잎이 많은 녹색 채소에 많이 들어 있다.

메틸화에 문제가 생기면 몸은 엽산 섭취를 대폭 늘려줄 것을 요청한다. 엽산 섭취를 늘린다고 메틸화 과정이 곧바로 제자리를 찾지는 않지만, 시간이 지나면 메틸화에 필수적인 메틸 엽산을 충분히 확보할 수 있다.

인공적으로 만들어낸 비타민 B9 역시 '엽산folic acid'이라 부른다('폴산'이라고도 한다. -역자). 인공 엽산은 비타민 정제 형태로 판매되거나 여러 가공 식품에 첨가물로 사용된다. 인공 엽산은 자연 물질이 아니어서 가공되지 않으면 우리 몸이 전혀 활용하지 못한다.

문제는 인공 엽산의 구조가 자연 엽산과 유사하다는 데 있다. 세포 내의 엽산 수용체는 자연 엽산을 필요로 하는데, 그 자리를 인공 엽산이 차지하면 자연 엽산이 들어가지 못한다. 만일 잎이 많은 녹색 채소보다 인공 엽산이 함유된 가공 식품을 더 많이 먹으면 세포에서 메틸 엽산을 만들어내지 못한다. 이렇게 메틸 엽산이 충분히 확보되지 못하면 제대로 된 메틸화가 어려워진다.

임신한 여성의 대부분은 일반적으로 인공 엽산을 처방받곤 하는데, 절대 복용하면 안 된다! 식단에 엽산이 부족해 부득이하게 보조제를 복용해야 한다면 자연 엽산이 들어 있는 것을 골라야 한다. 성분명을 자세히 보고 '폴산' 혹은 'folic acid'라고 적혀 있다면 피해야 한다.

현재 미국에서 생산되는 많은 종류의 식품에는 인공 엽산이 들어 있다. 1998년에 미국 식품의약국 FDA이 빵, 옥수수 가루, 파스타, 시리얼, 밀가루, 쌀 등 곡물 생산품에 인공 엽산을 첨가하도록 하는 법안을 통과시켰기 때문이다. 내가 보기에 이것은 범죄나 다름없는 무지한 조치다.

여러분의 몸이 만일 메틸화에 큰 문제가 없고, 인공 엽산이 첨가된 음식을 과도하게 먹지 않고 있다면 인공 엽산이 간섭해도 큰 문제가 없을 것이다. 그러나 더러워진 유전자로 인한 메틸화 문제를 해결하려고 많은 양의 인공 엽산을 복용하고 있다면 사태만 더 악화시킬 뿐이다. 인공 엽산은 메틸화를 방해하는 최악의 비타민이다.

잘못된 운동

일반적으로 운동이 몸에 좋다고 알고 있다. 구체적인 근거를 스웨덴 스톡홀름에 있는 카롤린스카 Karolinska 연구소에서 실시한 흥미로운 연구를 통해 살펴보자.

이 연구에서는 젊고 건강한 남녀에게 한쪽 다리는 적당한 속도로 자전거 페달을 돌리고 다른 다리는 가만히 있도록 했다. 그렇게 3개월이 지난 뒤 양쪽 다리의 DNA를 분석했다. 페달을 돌린 다리의 근육 세포 게놈은 5,000개가 넘는 지점에서 새로운 패턴의 메틸화가 일어났다. 반면, 운동을 하지 않은 다리에서는 변화가 없었다.

이 연구 결과처럼 운동을 했을 때 메틸화가 더 잘 일어나는 것은 사실이다. 단, 과한 운동은 해가 된다. 지나치게 오래 혹은 강도 높은 운동을 하면 몸에 과도한 스트레스를 주고, 과도한 스트레스는 건강한 메틸화를 방해한다.

잘못된 수면

밤에 숙면을 취하지 못할 경우 제대로 된 메틸화가 이루어질 수 없다. 제대로 된 메틸화가 이루어지지 않으면 편히 잠들도록 하는 생화학 물질인 멜라토닌melatonin이 만들어지지 않아 숙면을 방해한다. 악순환의 연속이다. 편히 숙면을 취해 이 악순환을 끊어야 한다.

과도한 스트레스

몸은 스트레스를 받으면 메틸화를 만드는 메틸기를 훨씬 빨리 소비한다. 그렇게 빨라진 속도를 따라잡기 위해서는 메틸화를 촉진하는 메틸 도우너와 더 많은 에너지가 필요하다. 그럼에도 스트레스가 해소되지 않으면 메틸 도우너와 에너지가 바닥나 결국 더는 메틸화를 진행할 수 없어 건강에 문제가 생기기 시작한다.

해로운 화학물질에 노출

1장에 소개한 캐리의 사연에서 보았듯, 화학물질에 노출되면 아주 힘겨운 상황에 직면할 수 있다. 유전자는 부담스러운 화학물질에 노출되면 문제를 해결하기 위해 온 힘을 쏟을 수밖에 없다. 그러면 메틸화가 제대로 이루어지지 않아 해독 작용에도 문제가 생긴다. 이것은 다시 메틸화를 방해하면서 악순환이 만들어진다.

03

더러워진 유전자의
경고

　대학생인 해리엇은 소녀 때부터 활력이 넘쳤다. 어떤 일이건 일단 손을 댔다 하면 중간에 그만두는 법이 없었다. 그는 법대에 진학한 뒤 판례 하나라도 더 보기 위해, 책을 1페이지라도 더 읽으려고 꼭두새벽까지 깨어 있곤 했다. 그렇게 공부를 끝내도 긴장을 쉽게 풀지 못하다 보니 잠들 때까지 평균 2~3시간, 길게는 4시간까지도 걸렸다.

　"어렵게 공부를 끝내도 여운이 아주 길게 가요. 늘 그렇긴 했는데, 최근 들어 훨씬 심해졌어요. 대체 어떻게 된 거죠?"

　40대 중반인 에두아르도는 누구나 매력을 느끼는 괜찮은 남자다. 늘 정직하고 열심히 일해 조그만 식료품 사업도 일구었다. 연로한 부모님, 3명의 아이에 장애를 가진 여동생까지 돌봐온 것을 자랑스러워했다. 그는 가족에 대한 깊은 믿음이 있었고 많은 식구를 부양할 수 있는 능력을 가졌다는 것에 자부심을 갖고 있었다.

완벽해 보이는 에두아르도에게도 심각한 고민이 하나 있었다. 그는 "멀쩡하다가도 갑자기 머리끝까지 화가 치솟아" 분노를 조절하지 못하곤 했던 것이다.

"걸핏하면 화가 나요. 최근에는 정말 사소한 일에도 발끈하는 것 같아요. 오늘 아침에는 아들 녀석이 마시던 주스를 흘렸어요. 흘린 것을 스스로 닦았으니 별일도 아니었죠. 그런데 난 왜 그렇게 조심성이 없느냐며 있는 대로 소리를 질렀죠. 이러는 제가 정말 싫은데, 전혀 통제가 안 돼요."

50대 중반인 라리사는 조그만 회사의 사무실 관리자로 20년째 일을 하고 있다. 그는 주말이면 가족과 함께 하이킹을 하고 취미로 정원을 가꾸곤 했다. 늘 차분하고 평화로운 모습 때문인지 주변에서는 균형감 있는 사람이 필요할 때마다 그를 찾았다.

언젠가부터 라리사는 자신이 지나치게 차분해진 것 같다는 느낌이 들었다. 어떤 일에도 관심이 없고 동기부여도 되지 않았던 것이다. 그가 조심스럽게 고민을 털어놓았다.

"뭐가 됐든 흥분을 느낄 수 없어요. 얼마 전에는 남편이 가족 여행을 가자고 하더군요. 그런데 여행 계획을 짤 힘조차 없었어요. 직장에서도 그래요. 이런저런 문제를 해결하는 것에도 의욕이 생기지 않아요. 내 일인데도 말이죠. 모든 것이 따분하고 밋밋해진 것 같아요. 대체 왜 이렇죠?"

3명 모두 더러워진 유전자의 장점과 단점을 고스란히 보여주고 있다. 1명씩 구체적으로 살펴보자.

해리엇은 메틸화 속도가 정상보다 더뎌진, '느린' COMT 유전자를 갖고 태어났다. 느린 COMT 유전자 특성상 활력 넘치고 원기 왕성했지만, 정작 진정해야 할 때 통제가 되지 않는 어려움이 있었다. 법대 진학으로 정신적 스트레스가 급격히 늘었지만, 건강을 위한 좋은 음식을 먹지 못했고, 운동마저 하지 못하면서 신체적 스트레스까지 더해졌다. 그렇잖아도 더러워져 있던 유전자는 좋지 않은 상황 때문에 이전보다 훨씬 더 나쁜 결과를 야기했다.

태어날 때부터 MTHFR 유전자가 더러워져 있던 에두아르도는 긍정적인 영향으로 강한 결단과 동기부여를 할 수 있었다. 하지만 부정적인 영향으로 나타나는 과민증과 욱하는 기질이 그를 괴롭혔다. 최근에는 독감에 걸린 데다 고등학교 1학년인 딸의 문제까지 겹쳐 심한 정신적·신체적 스트레스를 받다 보니 이전보다 훨씬 더 큰 시련을 겪고 있었다.

라리사는 해리엇과 반대로 메틸화 속도가 정상보다 빠르게 진행되는 '빠른' COMT 유전자를 갖고 있었다. 덕분에 평상시에는 더없이 차분했다. 나이가 들면서 찾아온 폐경기는 정신과 신체에 큰 스트레스가 되었다. 이런 상황에서 깨끗했던 유전자는 더러워졌고, 이미 더러워져 있던 유전자는 훨씬 더 더러워져 버렸다. 차분했던 그의 좋은 성향은 유전자의 부정적인 영향으로 동기 부족과 추진력 결여라는 결과로 나타났다.

이 사례들을 통해 더러워진 유전자를 관리하는 데 필요한 몇 가지 조건을 발견할 수 있다. 먼저 건강한 식단, 적절한 운동, 숙면을 유지하는 것이다. 또한 화학물질에 대한 노출을 최대한 줄이고, 스트레스를 적절히 해소해야 한다. 그렇게 되면 유전자를 훨씬 더 잘 관리할 수 있다.

유전자가 알려주는 것

사연을 듣고 원인 분석을 해보니 3명 모두 각자 그럴 만한 이유가 있었다. 모든 문제는 더러워진 유전자가 필요로 하는 도움을 제대로 받지 못할 때 나타났다.

해리엇의 COMT 유전자는 에스트로겐을 메틸화하는 속도가 정상보다 느렸다. 남녀 모두 갖고 있는 여성 호르몬인 에스트로겐은 다른 화학물질과 마찬가지로 적절한 수치를 유지하는 것이 중요하다. 에스트로겐을 메틸화하는 것이 느리다는 것은, 몸에서 에스트로겐을 적절히 처리하지 못해 수치가 비정상적으로 높아진다는 뜻이다. 결과적으로 피부에 윤이 나고, 성 기능이 좋아지고, 폐경으로의 진행이 매끄러워진다는 장점이 있다. 하지만 갑자기 월경 전 증후군을 앓거나, 난소암과 특정 형태의 유방암처럼 에스트로겐 관련 암 발병률이 증가하는 단점도 있다.

해리엇은 짜릿한 스릴, 흥분, 열정, 성취감, 에너지와 관련한 뇌 화학물질인 도파민을 메틸화하는 것도 느렸다. 결국 도파민 수치가 높아져 강력한 에너지를 발산하고 때로는 지나치게 열정적인 모습을 보였다. 그렇다 보니 늘 탈진 상태가 될 때까지 장시간 일이나 공부를 하곤 했다. 나는 그에게 타고난 기질을 생각하면 자연스러운 반응이긴 하지만, 건강을 유지하기 위해 지혜롭게 활용할 것을 권했다. 일이나 공부를 할 때는 완전히 몰입하고, 다 마치면 모두 잊고 푹 쉬도록 했다.

해리엇의 문제를 해결하기 위해 가장 시급한 일은 유전자의 요구를 들어주는 것이었다. 그의 유전자는 올바른 식단, 운동, 숙면, 독성 물질로부터의 보호, 스트레스 해소 등이 필요했다. 이것이 적절히 해결되지 않으면 COMT 유전자는 훨씬 더 더러워질 것이 분명했다. 그렇게 되면 지금보다 더 자주, 더 심하게 탈진 상태에 빠질 것은 불 보듯 뻔했다.

에두아르도의 MTHFR 유전자는 더러워져 메틸화에 어려움이 있었다. 안타깝게도 몸과 마음이 심한 스트레스에 시달리면서 더 나빠지고 있었다. 메틸 엽산도 부족해 도파민이나 노르에피네프린을 적절히 처리하지 못하다 보니 조그만 일에도 버럭 화를 내면서 분노 조절에 어려움을 겪었던 것이다.

에두아르도의 메틸화를 정상으로 되돌리기 위해 잎이 많은 녹색 채소, 아스파라거스, 브로콜리, 콩, 렌틸, 씨앗류, 견과류, 스쿼시 등을 충분히 먹도록 권했다. 스트레스를 많이 받을 때는 건강 보조 식품도 활용해서라도 부족한 엽산을 보충해야 했다. 그 외에도 충분한 수면,

달리기 같은 운동, 매일 15분씩 조용히 혼자만의 시간을 가져 긴장을 풀고 스트레스를 해소할 것도 권했다. 이런 지침을 잘 따르면 과민해지지 않으면서도 결단력과 집중력을 유지할 수 있기 때문이다.

앞서 살펴본 해리엇은 느려진 메틸화 때문에 도파민과 에스트로겐이 몸속에 지나치게 오래 머물렀다면, 반대로 라리사는 빨라진 메틸화 때문에 그만큼 빨리 배출되어 그 수치가 늘 낮았다. 이런 빠른 유전자는 차분하고 평화로운 기질을 만들었다. 그동안은 그런 기질을 업무와 일상생활에 잘 활용했다. 최근 들어 지나치게 차분해질 경우도 있었다고 했는데, 이것은 일부 유전자가 깨끗함에도 불구하고 더러워진 것처럼 반응하고 있거나, COMT 유전자에 문제가 생겨 나타나는 현상이었다.

일반적으로 폐경기 여성은 급격한 호르몬 변화 때문에 심한 스트레스를 받는다. 라리사의 빠른 COMT 유전자는 이런 스트레스 때문에 그렇잖아도 빠르게 배출하던 에스트로겐과 도파민을 몸에서 더 빠르게 몰아냈다. 에스트로겐 수치가 급격히 낮아지면서 일과성 열감, 불면, 성기능 저하 같은 폐경 증상으로 고생했다. 게다가 도파민 수치도 낮아 동기부여도 잘 되지 않고 활력도 부족했던 것이다.

다행히 유전자 클린 프로그램은 라리사에게도 효과가 있었다. 일단 모든 유전자들이 깨끗해졌다. 라리사의 COMT 유전자가 원했던 것을 채워주자 각종 증상에서 벗어나 열정을 되찾을 수 있었다.

백년건강의 첫걸음

자신의 유전자 상태를 확인할 수 있는 몇 가지 방법에는 앞에서 언급한 '23andMe'나 '제노스 리서치' 같은 유전자 정보 분석 기업을 통한 검사도 있다. 내 주변의 지인도 유전자 검사를 받곤 했다. 검사를 받으면 어떤 SNP가 어디에 있는지 알 수 있지만, 무엇보다 비용이 많이 들고 그렇게까지 자세히 알 필요도 없다. 대부분의 결과 보고서는 '유전적 민감도'만 보여줄 뿐, 정작 궁금한 '유전적 운명'을 알려 주지 않는다.

유전자가 쉽게 더러워질 수 있다는 사실을 알지 못한 채 정상이라는 검사 결과를 보고 안도하기도 한다. 일부 문제가 있다고 해도 권고를 따라 보조제를 복용하면 문제를 단번에 바로잡을 수 있다고 생각한다. 때로는 그런 단순한 지시를 따르다가 심각한 부작용이 발생해 오히려 건강이 나빠지는 경우도 많이 보았다. 지름길은 없다. 경주에서 이긴 건 토끼가 아닌 거북이라는 사실을 잊으면 안 된다.

다음 장에서는 클린 목록 1을 작성해보고 어떤 유전자가 더러워져 있는지 알아볼 것이다. 이 목록을 바탕으로 2주 동안 프로그램 1단계인 기본 클린 과정을 실시한다. 그런 다음 클린 목록 2를 작성하면서 집중 클린이 필요한 유전자를 찾아낼 것이다.

더러워진 유전자를 깨끗하게 되돌린다는 것은 성격을 몽땅 바꾼다거나 건강상의 위험을 모두 사라지게 하는 것이 아니다. 작동 방식이 각자 다른 유전자를 제대로 이해함으로써 평생 편안하고 행복한 삶을 사는 기회를 갖는 것이다. 유전자의 요구에 귀를 기울이고 필요를 채워주면서 함께 살아가려는 것이다.

가족력의 공포,
원인치료로 탈출한다!

04

유전자 클린
계획 세우기

이제 곧 여러분의 증상을 정리한 첫 클린 목록을 완성해 어떤 유전자가 더러워져 있는지 알아볼 것이다. 그 유전자들이 태어날 때부터 더러웠는지 혹은 더러워진 것처럼 반응하고 있을 뿐인지 아직은 알수 없다. 여러 건강상의 문제와 관련해 유전자를 비난하기에 앞서, 여러분의 생활 방식, 식단, 영양 섭취, 마음 자세, 주변 환경 등이 유전자가 제대로 기능하도록 준비되어 있는지 확인하는 것이 먼저다.

유전자 상태 점검: 클린 목록 1

이 목록은 여러분 자신 외에 다른 누구도 대신 작성해서는 안 된다.

정직하게 답해야 정확한 결과를 알 수 있다. 이 목록은 유전자를 깨끗하게 되돌리기 위한 프로그램을 시작하기에 앞서 어떤 유전자가 더러워져 있는지 알아내 정확한 전략을 세울 수 있도록 하기 위함이다.

목록을 작성하면서 알게 된 자신의 상태에 놀랄 수도 있다. 사실 이건 내가 느꼈던 감정이기도 하다. 시간이 지나면 지금보다 더 나아질 것만 남았다는 긍정적이고 올바른 생각으로 바뀌게 될 테니 너무 걱정할 것 없다.

아래의 질문들을 살펴보며 최근 60일 동안 다음과 같은 일이 자주 일어났거나, 평소 생활과 유사하다면 체크하라.

MTHFR 유전자

두통이 있다. ☐

운동을 하면 금세 땀이 줄줄 흐른다. ☐

인공 엽산이 함유된 보조제나 음식을 먹고 있다. ☐

우울증을 앓고 있다. ☐

손발이 차다. ☐

느린 COMT 유전자

두통이 있다. ☐

잠드는 데 시간이 오래 걸린다. ☐

쉽게 불안을 느끼고 짜증이 난다. ☐

월경 전 증후군을 겪고 있다. ☐

정신적·신체적 고통에 민감하다. ☐

빠른 COMT 유전자

어떤 것에 관심을 갖거나 집중하기 힘들다. ☐

쇼핑, 게임, 흡연, 음주, SNS 등에 쉽게 중독된다. ☐

자주 우울해진다. ☐

동기부여가 잘 되지 않는다. ☐

탄수화물을 먹으면 기분이 좋아지지만, 금세 우울해진다. ☐

DAO 유전자

남은 음식, 감귤류, 생선을 먹으면
과민증, 땀, 코피, 콧물, 두통 중 1~2가지 증상이 나타난다. ☐

적포도주나 기타 알코올에 민감하다. ☐

새는 장 증후군을 앓고 있다. ☐

식후 20분쯤보다 2~3시간 정도 지났을 때 기분이 더 좋다. ☐

임신을 하면 기분이 좋아지고 다양한 음식을 먹는다. ☐

느린 MAOA 유전자

스트레스에 약해 쉽게 패닉 상태에 빠지거나 불안해진다. ☐

스트레스를 받거나 짜증이 나면 잘 진정되지 않는다. ☐

치즈, 와인, 초콜릿을 좋아하지만, 먹고 나면 불쾌해진다. ☐

두통에 자주 시달린다. ☐

잠드는 데 시간이 많이 걸리지만, 일단 잠들면 푹 잔다. ☐

빠른 MAOA 유전자

쉽게 잠들지만, 늘 생각보다 일찍 깨어난다. ☐

자주 우울해지고 무언가를 갈망하는 마음이 잘 생기지 않는다. ☐

초콜릿을 먹으면 아주 기분이 좋아진다. ☐

과도한 흡연이나 음주에 쉽게 빠져든다. ☐

탄수화물을 먹으면 기분은 좋아지지만,
집중력이나 관심도가 좋아지진 않는다. ☐

GST/GPX 유전자

숨을 쉬고 물을 마신다.
(잘못 읽은 게 아니다. 환경오염은 모든 공기와 물을 더럽혔다.) ☐

화학물질에 민감하다. ☐

나이에 비해 흰머리가 빨리 났다. ☐

천식, 염증성 장 질환, 자가면역질환, 당뇨병, 습진, 건선 같은
만성 질환이 있다. ☐

신경계 장애로 틱, 떨림, 발작, 걸음걸이 문제 같은 증상이 있다. ☐

NOS3 유전자

혈압이 120/80 이상으로 높은 편이다. ☐

손발이 차다. ☐

다치거나 수술을 받으면 회복이 더딘 편이다. ☐

2형 당뇨병이 있다. ☐

이미 폐경이 됐다. ☐

PEMT 유전자

근육통이 있다. ☐

지방간 진단을 받은 적이 있다. ☐

고기나 내장육, 캐비아, 달걀 등을 먹지 않는다. ☐

현재 담석이 있거나, 과거 담석 때문에 쓸개를 제거했다. ☐

소장 내 세균 과잉 증식 진단을 받은 적이 있다. ☐

질문 하나당 1점씩 각 유전자마다 따로 채점해 자신의 현재 상태를 알아보자.

0점: 아주 깨끗해서 제 기능을 하고 있을 가능성이 높다.

1점: 좀 더 지켜보자. 다른 유전자에 문제가 있을 가능성이 더 높다.

2점: 조금 더러워져 있다. 유전자 클린으로 기능을 되찾을 수 있다.

3~5점: 많이 더러워져 있다. 지금 당장 유전자 클린을 권한다.

다음 장부터는 7가지 슈퍼 세븐 유전자를 하나씩 살펴볼 것이다. '클린 목록 1'의 점수와 상관없이 각 유전자의 내용을 꼼꼼히 읽기 바란다. 깨끗하다고 확인된 유전자의 내용도 건너뛰면 안 된다. 앞에서도 말했듯, 유전자는 서로 영향을 주고받으며 함께 일하기 때문이다.

지금은 깨끗한 유전자도 언제든 더러워질 수 있다는 점을 잊지 마라. 유전자에 어떤 문제가 생기면 신속히 알아차릴 수 있어야 한다. 매 순간 유전자가 보내는 지시에 따라 여러분의 건강과 성격이 만들어지기 때문이다.

이제 유전자에 대해, 나 자신에 대해 자세히 알아보자.

05

유전자 건강의 핵심,
MTHFR 유전자

친구 야스민은 40대 중반의 생물의학 전문가다. 좋은 남자와 결혼해 2명의 예쁜 아이도 낳아 잘 키우고 있다. 사실 그는 평생 우울 증상에 시달렸다.

"요즘 어떻게 지내?"

"응, 좋아."

"하고 있는 일은 어떻고?"

"좋아."

임상적으로는 특별한 문제가 발견되지 않았지만, 만날 때마다 왠지 어둡고 가라앉아 보였다.

야스민은 나의 일과 연구에 관심이 많았다. 특히 몸과 마음의 건강에 큰 영향을 주는 MTHFR 유전자와 관련해 큰 관심을 보였다. 나와 3명의 아들 모두 더러워진 MTHFR 유전자를 갖고 있다고 하자 그녀도 담당 의사를 통해 유전자 검사를 받기로 했다. 아니나 다를까, 그녀의 MTHFR 유전자에도 2개의 SNP가 존재했다.

야스민은 MTHFR 유전자가 더러워져 수백 가지에 달하는 메틸화 과정이 제대로 진행되지 못하고 있었다. 특히 MTHFR 유전자는 '메틸화 사이클methylation cycle'과 깊은 관련이 있다. 메틸화 사이클은 몸의 유전자, 효소, 화학물질이 제대로 기능하는 데 필요한 메틸기를 받아들이는 과정이다. MTHFR 유전자가 더러워져 메틸화 사이클에 문제가 생기면 활력이 없고 정신은 물론 신진대사에도 문제가 생긴다. 게다가 호르몬이 교란되고 심장 관련 질환의 발생 가능성이 높아질 수 있다.

문제를 해결할 첫 단계는 엽산 보충을 위해 잎이 많은 녹색 채소를 충분히 먹는 것이다. MTHFR 유전자가 엽산을 메틸화해 메틸화 사이클에 쓰일 메틸 엽산을 만들기 때문이다. 엽산 섭취를 늘리면 유전자의 부담을 덜고 메틸화 사이클을 촉진할 수 있다. 나는 채소가 풍부하게 들어간 샐러드와 가볍게 요리한 채소를 많이 먹도록 권했다.

건강한 식단을 통해 필요한 모든 영양소를 공급받는 것이 가장 이상적이지만, 유전자의 상태가 좋지 않다면 다른 해결책이 더 필요하다. 오랫동안 우울 증상을 겪었던 야스민은 메틸 엽산 수치가 극도로 낮을 가능성이 높았다. 회복을 촉진하기 위해서는 보조제를 통해 메틸 엽산을 보충해야 했다.

메틸 엽산 보조제는 처음부터 많이 섭취하면 안 된다. 메틸 엽산이 잘 맞는 사람도 있지만 때로는 지속적인 불안 장애, 강한 분노, 공격성을 불러오기 때문이다.

야스민은 메틸 엽산 보조제를 섭취하기 시작한지 일주일 정도 되었을 때 휴가를 떠나 며칠 동안 그의 부모님과 지냈다. 그를 본 어머니가 내게 전화를 해 이렇게 물었다.

"대체 내 딸에게 뭘 어떻게 했죠? 전과 달리 정말 행복해 보이고 인생을 제대로 즐기는 것 같아요. 어떻게 지냈는지 물었더니 요즘 일어난 일과 관심사에 대해 술술 풀어놓더라고요. 우리가 늘 바라던 그런 모습이 됐어요. 대체 어떻게 된 일인지 설명해주겠어요?"

휴가에서 돌아온 야스민을 만났을 때 변화를 분명히 느낄 수 있었다. 여전히 조용하고 사려 깊은 모습이었지만, 뭔가 강렬한 불꽃이 보였다. 더는 기운 없이 처져 있지 않았다. 대신, 생기 넘치고 따뜻했다.

"마치 삶을 되찾은 느낌이에요."

그녀는 자신이 경험한 변화를 이렇게 표현했다.

얼마 후 나는 야스민에게 이제는 보조제 대신 건강한 식단을 유지하는 것만으로도 똑같은 효과를 볼 수 있을 거라고 알려주었다.

유전자 자가진단

MTHFR 유전자 속 SNP는 가장 흔하게 발견된다. 앞에서 작성한 '클린 목록 1'을 통해 현재 MTHFR 유전자 상태가 어떤지 파악했을 것이다. MTHFR 유전자의 상태를 쉽게 확인할 수 있는 몇 가지 구체적인 사례를 소개한다. 해당하는 항목이 있는지 체크해보자.

한눈에 보는 MTHFR 유전자

주요 기능

몸속 200가지 이상의 기능에 메틸을 제공하는 메틸화 사이클을 시작한다.

더러워진 MTHFR의 영향

메틸화 사이클에 문제가 생겨 항산화 물질 생성, 뇌 화학작용, 세포 수선, 해독, 에너지 수준, 유전자 발현, 면역 반응, 염증 등에 영향을 미친다.

더러워진 MTHFR의 징조

불안 장애, 뇌 혼미, 화학물질에 대한 예민함, 우울증, 과민증, 욱하는 기질 등이 나타난다.

더러워진 MTHFR의 잠재력

대장암 발병률 감소, 집중력 및 생산성 향상 등을 기대할 수 있다.

갑상선 기능 저하증을 앓고 있다. □

지금까지의 백혈구 수치는 정상보다 크게 낮았다. □

난임 때문에 아이를 갖기 위해 체외 수정 등을 시도했다. □

자녀 중 1명 이상 자폐장애를 앓고 있다. □

자녀 중 1명 이상 다운증후군을 앓고 있다. □

의사로부터 다른 환자에 비해 메토트렉세이트 methotrexate,
5-플루오로우라실 5-FU, 페니토인 phenytoin 같은 약이 잘 받지
않는다고 들었다. □

생리통이 있고 혈전을 보았다. □

호모시스테인 homocysteine 검사에서
1L당 12μmol*이상의 수치가 나왔다. □

엽산과 비타민 B12 수치가 높다. □

어떤 종류의 알코올도 잘 받지 않는다. □

잎이 많은 녹색 채소를 매일 먹지 않는다. □

잎이 많은 녹색 채소를 먹으면 눈에 띄게 기분이 좋아진다. □

---

* mol(몰)은 원자와 분자의 수량을 세는 단위다. μmol은 100만분의 1몰로, '마이크로몰'로 읽는다.

더러워진 MTHFR 유전자

MTHFR 유전자가 더러워지면 종종 우울이나 불안을 느끼곤 한다. 감정이 계속 바뀌어 다음에는 어떻게 변할지, 이유가 무엇인지 종잡을 수 없어 힘들어진다. MTHFR 유전자는 집안의 내력 같은 것이어서 가족 중 누군가에게 더러워진 MTHFR 유전자가 있다면 다른 가족 역시 감정 기복이 심할 가능성이 높다.

컨디션이 좋다면 집중력을 유지하고 어려운 일도 잘 처리할 수 있다. 하지만 동전의 양면처럼 부정적인 모습도 보인다. 예를 들어, 무슨 일이든 뿌리를 뽑으려 들고, 언쟁이 벌어지면 절대 물러서지 않아 외골수라며 걱정하는 목소리를 자주 들을 것이다.

MTHFR 유전자가 태어날 때부터 더러워져 있었다면, 100개 이상의 SNP를 갖고 있을 가능성이 있다. SNP를 가진 MTHFR 유전자는 대개 제 기능의 30%에서 80% 정도만 발휘한다. 나의 경우는 이보다 더 낮아 30% 이하였다.

설사 여러분이 제 기능의 30%도 발휘하지 못하는 MTHFR 유전자를 갖고 태어났다 해도 문제없이 생활할 수 있다. 다행히 나머지 유전자가 더할 나위 없이 깨끗하다면 더러워진 MTHFR 유전자의 역할을 분담해 문제가 적게 일어나거나 전혀 문제가 되지 않을 수 있기 때문이다.

사례를 통해 살펴보자. 대부분의 이탈리아인은 MTHFR 유전자가 제 기능의 30% 정도만 발휘하게 만드는 SNP를 갖고 있다. 게다가 그들은 임신 중에 비타민 B가 함유된 보조제를 잘 복용하지도 않는

더러워진 MTHFR 유전자와
관련된 질환

일반적인 질환

알츠하이머, 천식, 죽상동맥경화증, 자폐증, 조울증, 방광암, 혈전, 유방암, 화학물질 과민증, 만성 피로 증후군, 다운 증후군, 간질, 식도 편평 상피암, 섬유 근육통, 위암, 녹내장, 심장 잡음, 고혈압, 과민성 대장 증후군, 백혈병, 남성 불임, 메토트렉세이트 독성, 조짐 편두통, 다발성 경화증, 심근경색(심장마비), 아산화질소 독성, 파킨슨병, 폐색전증, 조현병, 뇌졸중, 갑상선암, 원인 불명 신경 질환, 혈관성 치매.

임신 및 출산 관련 합병증

자궁경부 이형성증, 유산, 태반 조기 박리, 산후 우울증, 자간전증.

선천적 결손증

무뇌증, 구개열, 선천성 심장병, 요도하열, 척추 갈림증, 혀 유착증.

다. 그럼에도 선천적 결손증 발병 비율이 매우 낮다. 왜일까?

이탈리아인은 평소 잎이 많은 녹색 채소를 즐겨 먹고(올바른 식단), 가족이나 공동체와 친밀한 관계를 유지하며(스트레스 해소) 쾌청하고 아름다운 기후에서 살고 있다(더 좋은 스트레스 해소). 그들이 사용하는 식재료는 공장식으로 재배되거나 사육되지 않은 것들이다. 유제품은 무無 호르몬 제품이라 독성 물질에 노출되지도 않는다. 다시 말해 유전자 클린 프로그램이 강조하는 대로 건강한 메틸화에 도움이 되는 원칙을 지키며 살고 있는 것이다.

메틸화 사이클

우리 몸의 200가지가 넘는 중요한 기능이 메틸화의 영향을 받는다. 이 기능들이 문제없이 제대로 작동하려면 메틸화 사이클에서 만들어지는 메틸기가 꼭 필요하다. 그렇기에 핵심 요소인 메틸화 사이클을 제대로 이해해야 한다.

메틸화의 영향 아래 있는 200여 기능을 몸 전체에 퍼져 있는 마을이라고 생각해보자. 메틸화 사이클은 맑고 깨끗한 강이나 호수에서 물을 끌어 마을에 대주는 관개 시설 같은 역할을 한다. 만일 이 시설이 무언가에 의해 막히거나 더럽혀지면 마을은 필요한 물을 제대로 공급받지 못하거나 오염된 물을 공급받게 될 것이다. 결국 크고 작은 문제가 발생할 수밖에 없다.

메틸화 사이클이 효율적으로 작동하고 있는지 확인하려면 메틸기

메틸화 사이클의 숨은 주역

메틸화 사이클에는 엽산과 MTHFR 유전자가 꼭 필요하지만 메틸화된 비타민 B12인 메틸코발라민methylcobalamin이 없다면 무용지물이다. 메틸화 사이클의 성공은 메틸 엽산과 메틸코발라민의 팀워크에 달려 있다. 두 영양소 중 어느 하나라도 부족하면 메틸화 사이클은 제대로 시작될 수 없을 뿐 아니라 메틸기를 필요로 하는 200가지가 넘는 기능에도 문제가 발생한다.

SAMe는 만병통치약이 아니다

건강보조식품 매장을 방문해보면 SAMe를 발견할 수 있을 것이다. 한국이나 미국에서는 처방전 없이 구입할 수 있지만, 이탈리아나 스페인, 독일 등에서는 의사 처방이 있어야만 구입할 수 있다. SAMe로 효과를 볼 수 있는 질병은 무척 다양하다. 스트레스, 우울증, 불안 장애, 심장병, 담석, 간염, 지방간, 섬유 근육통, 만성 통증, 치매, 알츠하이머병, 만성 피로 증후군, 파킨슨병, 다발성 경화증, 편두통, 월경 전 증후군 등이 그렇다. 그렇다고 당장 건강보조식품 매장에 가서 SAMe를 구입하라는 뜻이 아니다. 화합물의 과도한 섭취로 몸에 부담을 더하지 말고 우리 몸에서 직접 SAMe를 만들고 메틸화 사이클에서 제 역할을 하도록 돕는 것이 가장 이상적이다.

가 필요한 모든 과정에 제대로 전달되고 있는지, 메틸기가 전달되었다면 효율적으로 사용되고 있는지 살펴보면 된다.

먼저, 메틸기가 전달되는 과정을 알아보자. MTHFR 유전자가 메틸기를 엽산으로 보내면서 메틸화 사이클이 시작된다. 이후 화학물질 사이에 상호작용이 일어나 메틸기가 전달된다. 이 과정은 불을 끄기 위해 여러 사람이 줄지어 서서 물 양동이를 옮기는 모습을 상상하면 이해하기 쉽다.

이 전달 과정은 SAMe-아데노실메티오닌이 메틸기를 최종 목적지에 직접 전달하며 끝난다. 이때 SAMe 수치가 너무 낮거나 높아지지 않도록 적절한 수준으로 유지하는 것도 MTHFR 유전자가 하는 중요한 역할이다. 메틸기를 전달한 SAMe는 호모시스테인homocysteine이라는 화학물질로 바뀐다. 호모시스테인은 메틸화의 끝이자 시작이다. 메틸화 사이클이 제대로 진행되면 호모시스테인은 다시 SAMe로 변하고 모든 사이클이 다시 시작된다.

SAMe가 전달한 메틸기는 몸속의 많은 화합물을 변화시켜 새로운 구조와 기능을 갖게 만든다. 이후 필요한 화합물은 사용하고 불필요한 화합물은 배출한다. 그렇다면 어떤 화합물이 사용되고 어떤 화합물이 배출되는지 알아보자.

메틸화되어 이용되는 화합물

포스파티딜콜린 phosphatidylcholine : 동물성 단백질에서 발견되는 화학물질인 콜린choline을 메틸화시켜 얻는다. 세포벽 생성과 기타 여러 기능을 수행한다.

크레아틴 creatine : 구아니도아세테이트 guanidoacetate를 메틸화시켜 얻는다. 뇌와 근육 기능에 절대적으로 필요하다.

멜라토닌 melatonin : 세로토닌을 메틸화시켜 얻는다. 수면에 필수적인 요소다.

메틸화되어 배출되는 화합물

비소 arsenic : 메틸화 과정에서 활동을 멈추고 글루타티온의 도움을 받아 배출된다.

히스타민: 강력한 면역 체계 화합물로 적정량을 유지해야 한다. 히스타민 수치가 너무 높으면 콧물을 흘리거나 불면증 같은 증상이 생길 수 있다.

에스트로겐: 메틸화되기 전에는 활발히 쓰이지만 메틸화 과정에서 배출된다. 에스트로겐 수치가 높아지면 월경전 증후군, 월경과 관련한 각종 문제, 에스트로겐 관련 암 등이 발생할 수 있다.

SAMe가 메틸화 과정 이후 호모시스테인이 되면 몸 상태에 따라 다른 용도로 사용되기도 한다. 몸 상태가 좋다면 곧바로 메틸화 사이클에 다시 사용된다. 하지만 활성 산소가 많고 스트레스를 받고 있다면 이를 해소하기 위해 메틸화 과정에서 빠져나와 글루타티온을 만드는 데 쓰인다.

호모시스테인에 대한 오해

메틸화 사이클의 부산물인 호모시스테인 수치를 측정하면 메틸화 기능이 잘 이뤄지고 있는지 점검할 수 있다고 보지만, 그렇게 간단한 문제가 아니다.

일반적으로 정상이라고 여기는 호모시스테인의 기준 수치가 지나치게 높다. 보통 1L당 15μmol까지를 정상 수준이라고 보지만, 나는 7μmol만 넘어도 메틸화 사이클이 제대로 이뤄지지 않고 있다고 판단한다. 만일 호모시스테인 검사를 했다면 정확한 수치를 확인해 스스로 판단할 수 있기를 바란다.

때로는 호모시스테인 수치가 낮게 나타날 경우가 있다. 대부분의 검사는 기준 수치를 넘지 않으면 큰 문제가 되지 않는다고 판단한다. 하지만 호모시스테인 수치가 낮아지면 메틸화에 쓰일 재료가 부족해 메틸화가 제대로 진행될 수 없기 때문에 이 또한 문제가 될 수 있다.

호모시스테인 수치를 낮추기 위해 메틸화된 보조제를 복용했는데도 개선되지 않을 수 있다. 메틸화 사이클이 저지당해 메틸기가 공급되어도 제대로 활용하지 못하는 상황인 것이다. 이렇게 메틸화가 진행되지 못해 호모시스테인 수치가 과도하게 높아지면 심혈관 질환, 신경 질환, 암, 우울증, 불안 장애, 신경관 결함, 선천성 심장 결함, 구개열, 불임 같은 질환의 발생 가능성이 높아진다.

메틸화 사이클이 저지당하는 대표적인 원인에는 염증, 중금속, 감염, 인공 엽산, 이스트 과잉 증식, 필요한 영양소 부족, 산화 스트레스, 소장 내 세균 과잉 증식, 다른 더러워진 유전자 등이 있다.

무엇이 MTHFR 유전자를 더럽히는가?

메틸 엽산·메틸코발라민·비타민 B2 부족, 공업용 화학물질에 노출, 심리적·육체적 스트레스, 갑상선 기능 저하증, 인공 엽산 등.

비타민 B2는 MTHFR 유전자가 제 기능을 발휘하기 위해 꼭 필요하다. 게다가 깨끗한 MTHFR 유전자보다 더러워진 MTHFR 유전자는 훨씬 더 많은 비타민 B2를 필요로 한다.

더러워진 MTHFR 유전자를 깨끗하게 하려면 시금치, 아몬드처럼 비타민 B2가 많이 들어 있는 음식을 충분히 섭취해야 한다. 그렇지 않으면 MTHFR 유전자가 메틸화 사이클을 시작하지 못해 몸 전체에 문제가 생긴다.

MTHFR 유전자에 필요한 주요 영양소

MTHFR 유전자 및 메틸화 사이클이 제대로 작동하기 위해서는 비타민 B2, B9, B12 그리고 단백질, 마그네슘이 필요하다. 각 영양소는 아래 식품을 통해 얻을 수 있다.

비타민 B2: 간, 양고기, 버섯, 시금치, 아몬드, 자연산 연어, 달걀.

비타민 B9: 녹색 채소, 콩, 완두콩, 렌틸, 스쿼시.

비타민 B12: 붉은 고기, 연어, 조개, 홍합, 게, 달걀(채식주의자는 보조제로 섭취 필요).

단백질: 소고기, 양고기, 생선, 가금류, 달걀, 유제품(이상 동물성 음식), 콩, 완두콩, 렌틸, 브로콜리, 견과류, 씨앗류(이상 식물성 음식).

마그네슘: 잎이 많은 녹색 채소, 견과류, 씨앗류, 생선, 아보카도, 콩, 통곡물.

깨끗한 MTHFR 유전자를 위한 팁

더러워진 MTHFR 유전자를 깨끗하게 되돌리는 데 도움이 되는 방법을 소개한다. 나와 세 아들 그리고 그동안 만났던 수많은 환자에게 사용했고 효과를 경험한 방법이다.

• **감정 변화에 민감하게 반응하지 마라.** 기분은 하루에도 몇 번씩 변한다. 자신의 다양한 본성을 파악하면 우울하거나 불안을 느끼더

라도 문제없이 일상을 보낼 수 있다.

- **주변에 인공 엽산이 있다면 당장 치워라.** 인공 엽산은 온갖 가공 식품, 에너지 바, 식품, 음료 등 수많은 제품에 들어 있다.

- **마실 물은 반드시 정수해서 마신다.** 물을 정수하면 비소, 염소처럼 해로운 화학물질을 제거해 MTHFR 유전자의 부담을 줄일 수 있다.

- **녹색 채소를 즐겨라.** 잎이 많은 녹색 채소를 가능하면 자주, 충분히 먹어라.

- **비타민 B12를 보충하라.** 비타민 B12는 풀을 먹고 자란 소고기와 양고기, 달걀, 게, 조개, 조리하면 검게 변하는 생선 등에 많이 포함되어 있다. 채식주의자라면 콜린, 메틸 엽산, 비타민 B12가 부족할 수 있기 때문에 유전자 클린 프로그램의 지침을 살펴볼 것을 권한다.

- **유제품을 일부러 피할 필요는 없다.** 자가면역질환이 없다면 염소나 양의 젖으로 만든 유제품은 문제가 되지 않는다. 일반 유제품도 식단을 바꿔 장을 치유한다면 괜찮아질 수 있다.

06

스트레스와 이완의 열쇠, COMT 유전자

마고를 처음 만났을 때 활기찬 성격이 방을 가득 채운 것처럼 느껴졌다. 하지만 그는 환하게 웃는 모습과 30대 중반이라는 나이에 어울리지 않게 핼쑥하고 지쳐 보였다. 증상을 들어보니 왜 그런지 알 수 있었다.

마고는 불면증으로 고생하고 있었다. 게다가 늘 짜증과 불안을 느꼈는데 몸에 카페인이 들어가면 더 심해졌다. 매달 월경을 할 때가 되면 머리가 깨질 것 같은 두통이 찾아오곤 했다. 자신의 일을 무척 좋아해 늘 최선을 다했지만, 주말이면 탈진 상태가 되곤 했다.

"다시 기운을 차릴 수 있는 유일한 기회인 주말이 없다면, 쓰러져 일어날 수 없었을 거예요."

마고의 성격과 건강 상태를 종합적으로 검토해보면 '느린' COMT

유전자에서 나타나는 증상과 딱 맞아떨어졌다. 나는 그에게 더러워진 유전자의 장점과 단점을 설명했다.

장점: 열정, 쾌활함, 이타심, 너그러움, 생산성, 집중력.

단점: 수면 장애, 일중독, 과도한 긴장, 생리통·유선유종·각종 여성암으로 이어질 수 있는 에스트로겐 관련 문제.

블레이크를 만났을 때 모든 면에서 마고와 반대라는 것이 놀라웠다. 블레이크는 걱정이라고는 찾아볼 수 없는 20대 후반의 느긋한 청년이었다. 늘 숙면을 취한다고 하는데도, 활기 넘쳐 보이는 경우가 거의 없었다. 그나마 하루에도 몇 잔씩 즐겨 마신다는 커피 덕분에 잠시나마 활기를 찾곤 했다.

세계 음악, 일본 문학, 이국적인 파충류, 승마 등 다양한 관심사를 갖고 있었지만, 어느 하나에 제대로 집중하지 못했다. 원만한 대인관계를 유지하면서도 사람들과 함께 세운 계획이나 약속을 자주 잊어 곤란해지는 경우가 많다고 했다.

"특별한 이유는 없어요. 뭔가 다른 일이 생기면 거기에 푹 빠져버리는 거죠."

블레이크는 '빠른' COMT 유전자의 전형적인 모습이었다.

장점: 차분함, 느긋함, 스트레스에 강함, 어떤 상황도 잘 받아들임, 다양한 분야에 대한 관심과 집중, 숙면.

단점: 늘 기운 없는 모습, 산만함, 기억력이 나쁨, 쉽게 우울해짐.

유전자의 두 얼굴

COMT 유전자는 카테콜, 에스트로겐, 도파민, 노르에피네프린, 에피네프린처럼 사고와 감정을 처리하는 주요 신경 전달 물질의 처리에 관여한다. 카테콜은 녹차, 홍차, 커피, 초콜릿, 페퍼민트, 파슬리, 타임 같은 녹색 향신료와 EGCG epigallocatechin gallate, 에피갈로카테킨 갈레이트, 녹색 커피콩 추출물, 케르세틴 등에 들어 있다.

COMT 유전자가 관여하는 주요 신경 전달 물질에 대해 알아보자.

도파민

흥분, 스릴, 불확실성에 관여한다. 뇌에서 도파민이 분출되면 기분이 급격하게 좋아진다. 도박, 롤러코스터 탑승, 첫 데이트, 스카이다이빙 같은 도전을 눈앞에 두었거나 다음 순간을 예측하기 어려운 행동을 할 때 대량 분출된다.

특정 약물을 사용할 때도 도파민이 대량 분출된다. 몸은 그 기분을 다시 느낄 수 있다면 뭐든 하려 한다. 이렇게 특정 행동을 되풀이하도록 유도하는 현상을 '보상 체계'라고 한다.

노르에피네프린, 에피네프린

두 물질 모두 육체적, 감정적 노력이 필요한 큰 도전에 직면했을 때 기운을 북돋는 역할을 한다. 응급실에서 근무하는 의사나 간호사는 응급 환자가 들것에 실려 도착할 때마다 노르에피네프린과 에피네프린이 마구 분출될 것이다.

몸은 새로운 도전을 맞으면 스트레스 반응을 보이지만, 회복할 때는 이완 반응을 보인다. 이상적인 것은 스트레스와 이완 사이에 균형을 이루는 것이다. 큰 도전 앞에서 최대한 빨리 기운을 북돋아 대응하고, 도전이 끝나면 적절한 식사와 숙면으로 에너지를 회복하는 것이다.

마고는 신경 전달 물질을 처리하는 데 시간이 오래 걸려 수치가 늘 높았다. 열정이 넘치고 추진력이 강해 항상 자신감이 넘치고 낙천적이었지만, 흥분을 자제하고 휴식과 숙면을 취하는 것에 어려움을 겪었다. 카페인을 섭취하면 진정이 잘 되지 않았고, 가끔 이유 없이 짜증을 내거나 덤벼들곤 했다. COMT 유전자가 더러워져 자극을 몰아내는 작용이 제대로 이뤄지지 않았던 것이다.

반대로 블레이크는 스트레스 신경 전달 물질을 워낙 빨리 처리해 수치가 늘 낮았다. 그는 어떤 일에도 흥분하지 않고 침착했다. 대부분 괴로움을 느끼는 자극도 그에게는 별 문제가 되지 않았다. 그러다 보니 뭐든 받아들이고 적응하면서 타협했다. 대신, 집중력과 참을성이 부족하고 일 처리 능력이 떨어졌다. 상대방이 약속 시간에 1시간 이상 늦어도 개의치 않았지만, 자신도 늘 그렇게 늦는다는 것이 문제였다. 도파민 수치가 낮았기 때문에 활력과 자신감도 부족했다.

더러워진 COMT 유전자는 빠르든 늦든 모두 장단점이 있고 건강에 문제를 일으킨다. 우리의 목표는 장점을 지키면서 단점은 최소화하는 것이다.

유전자 자가진단

앞에서 작성한 클린 목록 1을 통해 현재 COMT 유전자 상태가 어떤지 파악했을 것이다. COMT 유전자의 상태를 쉽게 확인할 수 있는 몇 가지 구체적인 사례를 소개한다. 해당하는 항목이 있는지 체크해보자.

느린 COMT 유전자

언제든지 오랜 시간 집중해 공부할 수 있다. ☐

여행이나 탐험을 즐긴다. ☐

일중독에 빠지는 경향이 있다. ☐

스트레스를 가라앉히는 데 오래 걸린다. ☐

주말이 되면 지쳐 쓰러지곤 한다. ☐

쉽게 불안해지고 패닉 상태에 빠진다. ☐

카페인을 섭취하면 스트레스가 더 쌓인다. ☐

아침에 눈 뜰 때부터 기분이 안 좋은 경우가 많다. ☐

뼈가 튼튼하다. ☐

잠들기까지 시간이 오래 걸린다. ☐

피부에 윤기가 돈다는 말을 자주 듣는다. ☐

초경을 일찍 했다. ☐

월경 전 증후군을 자주 앓는다. ☐

월경 때 하혈이 심하다. ☐

자궁 섬유종을 앓았거나 앓고 있다. ☐

다른 사람에 비해 고통에 민감하다. ☐

고단백 식사를 하면 기분이 나빠진다. ☐

빠른 COMT 유전자

집중이 잘 안 되어 ADHD를 의심했던 적이 있다. ☐

순리를 따르는 편이다. ☐

일중독이 아니다. ☐

스트레스를 받아도 아주 빨리 회복한다. ☐

빨리 잠든다. ☐

항상 커피가 필요하다. ☐

고단백 음식을 먹으면 기분이 좋아진다. ☐

몇 년째 우울증으로 고생하고 있다. ☐

그 무엇에도 흥미를 느끼지 못한다. ☐

초경을 늦게 했다. ☐

월경 전 증후군을 앓지 않았다. ☐

월경 때 양이 적은 편이다. ☐

뼈가 약한 편이다. ☐

다른 사람에 비해 고통에 강하다. ☐

한눈에 보는 COMT 유전자

주요 기능

카테콜, 도파민, 노르에피네프린, 에피네프린 같은 신경 전달 물질 처리에 영향을 준다.

더러워진 COMT 유전자의 영향

· 느린 COMT 유전자: 신경 전달 물질을 제때 처리하지 못한다. 이 물질이 몸에 지나치게 오래 머물면서 육체적, 심리적 영향을 준다.

· 빠른 COMT 유전자: 신경 전달 물질을 지나치게 빨리 처리한다. 이 물질이 몸에서 지나치게 빨리 배출되어 육체적, 심리적 영향을 준다.

더러워진 COMT 유전자의 징조

· 느린 COMT 유전자: 쾌활함, 자신감, 에너지, 열정, 강한 성 기능, 월경 전 증후군, 생리 문제, 섬유종, 각종 여성 암, 과민증, 고통에 약함, 수면 문제, 휴식에 어려움을 느낌, 일 중독, 카페인에 민감함 등.

· 빠른 COMT 유전자: 과도한 평정심, 싹싹함, 수면 부족, 고통에 약함, 마무리를 잘 못함, 집중력 부족, 자신감 부족, 낮은 에너지, 월경 관련 문제, 카페인에 대한 의존 등.

더러워진 COMT의 잠재력

· 느린 COMT 유전자: 이타성, 에너지, 열정, 활기, 집중력, 너그러움, 생산성 등.

· 빠른 COMT 유전자: 적절한 휴식, 수용력, 집중력, 차분함, 스트레스에 강함, 숙면, 폭넓은 관심사 등.

더러워진 COMT 유전자

SAMe가 메틸기를 전달하는 대상에는 COMT 유전자가 생성하는 COMT 효소도 있다. COMT 효소가 메틸기를 받으면 2가지 과정이 일어난다.

첫째, 에스트로겐이 메틸화되면서 몸에서 배출된다. 우리 몸은 약간의 에스트로겐이 필요하지만 빠른 COMT 유전자를 갖고 있을 경우 에스트로겐의 메틸화가 너무 빨리 진행되어 수치가 지나치게 낮아진다. 반대로 느린 COMT 유전자를 갖고 있다면 에스트로겐 수치가 높아진다. 가장 이상적인 것은 너무 늦지도, 빠르지도 않은 적절한 속도로 에스트로겐을 처리하는 것이다.

둘째, 스트레스 신경 전달 물질이 메틸화된다. 도파민이 메틸화되면 노르에피네프린으로, 다시 노르에피네프린이 메틸화되면 에피네프린으로 바뀐다. 에피네프린은 메틸화되면 다른 효소에 의해 몸에서 배출될 준비를 한다.

스트레스 신경 전달 물질인 도파민, 노르에피네프린, 에피네프린 덕분에 기민함과 집중력을 갖고 언제든 행동으로 옮길 준비를 할 수 있다. 스트레스 반응이 시작되면 호흡이 빨라지고 근육이 긴장 상태에 들어가며 명확하고 날카로운 정신 상태를 유지한다. 결과적으로 음식의 소화, 성관계와 임신, 수면에 방해가 된다.

이완 반응은 반대 효과를 보인다. 호흡이 정상으로 돌아오고 근육이 이완되고 편안한 정신 상태가 된다. 음식의 소화, 성관계와 임신, 수면도 원활해진다. 스트레스와 이완 반응을 앞에서 언급한 투쟁-

더러워진 COMT 유전자와
관련된 질환

느린 COMT 유전자

급성 관상 동맥 증후군, ADHD, 불안 장애, 조울증(특히 조증), 유방암, 유섬유종, 섬유 근육통, 공황장애(특히 여성), 파킨슨병, 월경 전 증후군, 자간전증, 조현병, 스트레스성 심근증, 스트레스성 고혈압, 자궁암.

빠른 COMT 유전자

ADHD, 중독(약물, 알코올, 도박, 쇼핑, 게임 등), 우울증, 학습 장애.

도피 반응 외에 '휴식–소화 반응'이라 부르기도 한다.

이 반응 또한 적정 수준을 유지해야 한다. 스트레스 신경 전달 물질이 낮에는 높은 수치를 유지해 집중력을 발휘할 수 있어야 하고, 저녁 이후에는 수치가 낮아져 휴식과 숙면을 해야 하기 때문이다. 매 끼니 후에도 수치가 내려가야 음식을 적절히 소화시킬 수 있다.

느린 COMT 유전자를 갖고 있다면 메틸화가 느리게 진행되어 몸 안에 필요 이상으로 많은 스트레스 신경 전달 물질과 에스트로겐이 오래 머문다.

반대로 빠른 COMT 유전자를 갖고 있다면 메틸화 또한 빨리 진행된다. SAMe 수치가 낮아져 처음에는 기분도 좋고 집중도 잘 된다고 느낄 것이다. 메틸화 사이클이 너무 오래 방해를 받으면 빠른 COMT 유전자가 느린 COMT 유전자처럼 행동할 수도 있다. 쏜살같이 배출되던 스트레스 신경 전달 물질이 오래 머물면서 짜증과 심한 스트레스로 고통 받는다.

어떤 형태의 COMT 유전자를 갖고 태어났든, 메틸화는 너무 빠르지도, 너무 느리지도 않은 적절한 속도로 진행되어야 한다.

치료제의 역설

레보도파 levodopa는 낮은 도파민 수치와 관련한 질병인 파킨슨병 환자의 도파민 처리를 돕는 대표적인 약물이다.

우리 몸의 일부만 땜질하듯 치료하면 전반에 걸쳐 문제가 일어날 수 있다. COMT 유전자의 중요한 역할 중 하나는 도파민을 메틸화해 노르에피네프린으로 전환하는 것이다. 만일 COMT 유전자가 더러워지면 도파민이 뇌에 해로운 '도파민 퀴논quinine'으로 변할 수 있다. 레보도파를 복용하면 도파민 수치가 상승하면서 COMT 유전자에 큰 부담을 준다. 그 결과 도파민 퀴논이 증가해 파킨슨병이 악화된다. 파킨슨병 환자는 레보도파를 복용하는 것보다 유전자 클린 프로그램 원칙을 지키는 것이 훨씬 더 효과적이다. 도파민 수치를 끌어올리는 것도 훨씬 수월해진다. 유전자와 신경 전달 물질 자체의 기능을 향상시키는 보다 근본적인 방법이기 때문이다.

빠른 COMT 유전자를 갖고 있으면 도파민 수치가 낮아져 집중력이 저하되고 동기부여도 잘 되지 않곤 한다. 관련한 질병 중 가장 널리 알려진 것이 바로 ADHD다. 이 질병을 치료할 때는 메틸페니데이트methylphenidate를 처방하곤 한다. 빠른 COMT 유전자를 느리게 바꿔주는 이 약물은 파킨슨병이나 다른 신경 질환을 일으킬 수 있는 도파민 퀴논 수치를 높이는 부작용을 안고 있다.

아데랄adderall 같은 약물은 도파민 수치를 높이는 데 확실한 효과를 보여준다. 몇 달에 1번 정도 복용한다면 눈에 띄는 영향은 없을 것이다. 하지만 더러워진 GST/GPX 유전자를 가지고 있거나 과도한 중금속 때문에 고생하는 상황에서 과다 복용하면 장기적으로 도파민 퀴논으로 인해 원하지 않은 또다른 피해를 입을 수도 있다.

약 없이 ADHD 치료하기

"아빠가 얘기하면 제발 좀 가만히 있어 줄래?"

"아빠가 한 번 얘기하면 잘 들어주지 않겠니? 왜 매번 다시 얘기해야 하니?"

"축구팀 유니폼을 갖다 달라고? 10분 후에 경기가 시작하는데?"

이것은 내가 아들 태즈먼에게 했던 말들이다. 아들을 사랑하지만, 이럴 때는 머리끝까지 화가 난다. 공손한 성격에 운동도 잘하고 웬만해서는 A학점을 놓치지 않는 태즈먼이 사실 ADHD를 앓고 있다고 말하면 다들 잘 믿지 않곤 한다.

앞에서 COMT 유전자가 도파민을 비롯한 몇 가지 화학물질 처리에 관여한다는 것을 보았다. 빠른 COMT 유전자를 가진 태즈먼은 도파민이 더 많이 필요하다. 도파민은 타이로신tyrosine이라는 아미노산으로 만들어지는데 동물성 단백질과 식물성 단백질 모두에서 공급받을 수 있다.

키도 크고 한참 자랄 나이인 태즈먼은 틈만 나면 땀을 뻘뻘 흘리며 뛰어다니고, 근육을 키우겠다며 운동도 열심히 한다. 단백질을 충분히 먹지 않으면 모두 헛일이라고 잔소리를 해보지만, 아들은 귀담아 듣지 않는다.

보다 못해 태즈먼에게 매일 아침마다 타이로신 보조제를 한 캡슐씩 복용하도록 했다. 타이로신을 복용하고 며칠이 지나자 기분이 훨씬 좋아진 것 같다고 했다. 식단도 단백질이 많이 들어 있는 음식 위주로 바꾸자 자연스럽게 도파민 수치가 높아져 완전히 다른 아이가 되었다.

그런데 상태가 나아지나 싶던 태즈먼이 어느 날부터 툭하면 짜증을 내고 거칠게 굴기 시작했다. 문제의 원인을 찾기 위해 아버지의 역할을 잠시 떠나 의사 입장에서 물어보았다.

"타이로신을 하루에 얼마나 복용하고 있니?"

"2~3캡슐 아니면 4캡슐 정도요? 매일 달라요."

1캡슐만 복용했는데도 기분이 좋아지자 복용량을 늘리면 기분이 더 좋아질 거라 생각했던 것 같다. 태즈먼에게는 내가 다시 얘기할 때까지 당분간 복용을 중단하라고 했다. 그렇게 이틀 정도 지나자 예전의 착한 모습으로 돌아왔다. 안타까운 점은, 툭하면 잊어버리고 늦게까지 자는 모습도 함께 돌아왔던 것이다. 나는 이제부터 타이로신이 필요하다고 느낄 때 하루에 1캡슐만 복용하라고 했다. 이후 태즈먼은 할 일이 많거나 집중이 필요할 때만 타이로신을 복용한다.

이런 소동을 경험하면서 태즈먼에게 몸에 관심을 가지고 화학물질에 대한 반응과 감정을 잘 살피라고 강조했다. 아들이 성장하면서 단백질 섭취가 늘고, 자의식이 더 강해지고, 자신의 몸이 하는 이야기를 더 정확히 판단할 수 있게 되면 타이로신 복용량을 더 줄이도록 할 것이다.

여러분 또한 몸이 하는 이야기에 늘 귀를 기울여야 한다. 혹시 자녀가 있다면 몸이 하는 이야기에 귀를 기울이는 방법을 가르쳐주길 권한다. 의사의 조언보다 몸의 이야기가 더 나을 수 있다. 인생이라는 경기에서 의사는 코치에 지나지 않는다. 실제로 경기를 뛰는 건 나 자신이기 때문이다.

무엇이 COMT 유전자를 더럽히는가?

느린 COMT와 빠른 COMT 유전자 공통

호모시스테인 수치 상승, 필수 영양소·비타민 B9나 B12·마그네슘 부족, MTHFR 유전자가 충분한 지원을 받지 못함.

느린 COMT 유전자

SAMe 부족, 낮은 호모시스테인 수치, 차·커피·초콜릿 과다 섭취, 스트레스 신경 전달 물질 증가, 과체중, 동물성 지방 과다 섭취, 에스트로겐 수치 상승.

빠른 COMT 유전자

SAMe 과다.

COMT 유전자에 필요한 주요 영양소

메틸화 사이클은 비타민 B2, 엽산, 코발라민, 단백질, 마그네슘 등의 영양소에 영향을 받는다. COMT 유전자는 메틸화 사이클에 의해 좌우되므로 COMT 유전자 역시 이 영양소의 영향을 받는다고 볼 수 있다.

이 중에서 마그네슘은 COMT 유전자가 제대로 기능하는 데 특히 중요한 역할을 한다. 식단에 마그네슘이 부족하면 COMT 유전자가 쉽게 더러워질 수 있다. 마그네슘은 다음 식품에 많다.

마그네슘: 잎이 많은 녹색 채소, 견과류, 씨앗류, 생선, 콩, 아보카도, 통곡물.

마그네슘 부족의 대표적인 다른 이유는 카페인 섭취와 PPIproton pump inhibitor, 프로톤 펌프 억제제 계열의 제산제 장기 복용이다. 유전자 클린 프로그램에서는 카페인과 제산제를 끊도록 권하고 있다. 아울러 몇 가지 대안도 제시할 것이다.

깨끗한 COMT 유전자를 위한 팁

마고와 블레이크의 COMT 유전자 상태가 반대였음에도 두 사람은 내게 같은 말을 했다. 먼저 마고의 이야기를 들어보자.

"내 몸에서 일어나는 일을 깨달으니 나를 좀 더 이해할 수 있게 됐어요. 다른 사람처럼 하지 못하는 게 내 잘못이라고 느꼈거든요. 이젠 얼마든지 통제할 수 있다는 자신감이 생겼어요."

블레이크도 비슷한 이야기를 했다.

"제가 늘 게으르고 느린 이유를 알 수 없었어요. 알고 보니 그저 도파민 수치가 낮았던 거예요. 몸속 화학작용이 늘 좋은 쪽으로만 작동하지 않지만, 이제는 시도해볼 수 있다는 게 좋아요."

마고와 블레이크가 문제를 해결할 수 있었던 건 자신의 상태를 자각한 덕분이었다.

마고는 자신이 언제 긴장이 고조되거나 지나치게 몰입하는지 알아야 했다. 휴식을 취하고 긴장을 풀어 집중과 여유 사이에 균형을 맞춰야 했기 때문이다. 하지만 억지로 마음을 진정시키거나 편하게 가지려 애쓸 필요가 없었다. 그저 자신의 스타일을 보다 좋은 쪽으로 활용할 방법을 찾아내기만 하면 되는 것이다.

블레이크는 언제 느슨해지고, 잘 잊어버리고, 주의가 산만해지는지 알아야 했다. 그는 고단백으로 식단을 바꿔 자신이 가진 빠른 COMT 유전자를 도우면서 가끔 타이로신을 복용해 활력을 끌어올렸다. 그 결과 더는 자신을 몰아붙이지 않았다. 약삭빠르게 처신하고 일을 효과적으로 마치기 위해 뇌가 원하는 것을 제때 공급하는 방법을 익혀야 했다.

느린 COMT 유전자든 빠른 COMT 유전자든 모두 장단점이 있다. 문제를 깨닫지 못하면 해결책을 찾을 수 없다. 이번 장에서 배운 내용을 바탕으로 자신을 좀 더 잘 이해하게 되었으리라 믿는다.

잠시 책을 내려놓고 자신의 기분이 어떤지 살펴보자. 혹시 아찔한 기분이 드는가? 아니면, 흥분되는가? 짜증나거나 지루한가? 집중이 안 되는가? 우울한가? 심한 두통 때문에 미칠 것 같은가? 지금 이 순간의 나를 어떤 말로 표현할 수 있을까? 지금 여러분의 COMT 유전자가 어떻게 활동하고 있는가? 느리게, 혹은 빠르게? 조금 전 발견한 감정이 잠시 왔다 가는 것이라면 COMT 유전자가 단지 더러운 행동을 하고 있는 것이다. 아주 오래전부터 느껴온 감정이라면 COMT 유전자가 태어날 때부터 더러워져 있을 확률이 높다.

이제 COMT 유전자를 최대한 잘 활용할 수 있는 몇 가지 팁을 소개한다.

느린 COMT와 빠른 COMT 유전자 공통

- **적정 체중을 유지하라.** 체지방은 에스트로겐 수치를 높인다. 그렇게 되면 COMT 유전자가 에스트로겐을 조절하는 데 어려움을 겪는다.
- **제노에스트로겐을 피하라.** 일상에서 흔히 음식을 보관하는 플라스틱, 통조림, 각종 영수증에는 에스트로겐과 비슷한 제노에스트로겐이라는 환경호르몬이 들어 있다. 이런 것에 자꾸 노출되면 가뜩이나 에스트로겐을 관리하기 위해 애쓰고 있는 COMT 유전자를 더 힘들게 할 수 있다
- **매일 명상의 시간을 가져라.** 에너지가 차고 넘쳐 감당하기 힘들다면 명상이 마음을 진정시키는 데 도움이 된다. 집중력이 필요한 상황에도 효과적으로 활용할 수 있다.
- **정해진 시간에 자고 일어나라.** 규칙적인 잠자리 습관으로 몸이 최대한 원기를 되찾게 하라. 규칙적인 습관이 자리를 잡으면 산만하

고 집중을 잘 하지 못했던 것에도 도움이 된다. 수면을 도와주는 스마트폰 앱을 활용하는 것도 좋은 방법이다.

- **해로운 화학물질을 피하라.** 비非 유기농 콩의 대부분은 라운드업 Roundup이라는 제초제를 사용했을 가능성이 높다. 이 제초제의 주성분인 글리포세이트glyphosate는 몸속 화학물질을 에스트로겐으로 바꾸는 효소인 아로마타제 활동에 영향을 준다고 알려져 있다. 이런 콩을 가공한 제품도 멀리해야 한다. 화장품을 비롯해 각종 가정용품에 들어 있는 모든 화학물질도 주의해야 한다. 플라스틱에 첨가되는 프탈레이트 phthalate, 흔히 석탄이나 석유, 담배 등을 태울 때 발생하는 다이옥신 dioxin은 특히 해로우니 주의하라.

- **건강한 음식을 먹어라.** 가능하다면 유기농 농산물을 이용하고 공업용 화학물질에 노출됐을 가능성이 높은 음식은 피하라. 미국의 비영리 환경단체인 EWG environmental working group가 구입 가능한 유기농 식품 목록을 홈페이지와 앱으로 제공하고 있다.

- **에스트로겐 균형을 맞추는 채소를 많이 먹어라.** 비트, 홍당무, 양파, 아티초크 그리고 브로콜리, 콜리플라워, 케일, 싹양배추, 양배추 같은 십자화과 채소를 많이 먹어라. 민들레의 연한 잎과 무 같이 쓴 채소는 간에 도움이 되어 에스트로겐 신진대사를 촉진시킨다.

- **매일 균형 있는 3끼 식사를 하라.** 하루에 3끼 식사를 잘 챙겨 먹고 매 끼니마다 단백질, 탄수화물, 지방이 포함된 음식을 먹도록 하라. 그렇게 하면 혈당은 물론이고 감정도 안정될 수 있다.

- **주변 환경을 정리하라.** 집 안, 사무실, 차고, 마당, 자동차 등을 정

돈한다. 주변이 어수선하면 머릿속 또한 어수선해진다. 가능하면 소유한 물건을 최소화하고 잘 정리하라.

느린 COMT 유전자

- **매일의 스트레스를 모니터하라.** 에너지가 필요 이상으로 넘치거나 지나치게 긴장하지 않는지 확인한다. 천천히 심호흡을 한다거나 음악을 듣는 등 마음을 정돈할 수 있는 방법을 익힌다. 식사를 할 때는 잠시 여유를 갖고 음식의 모양이나 향을 음미한다. 그렇게 느긋한 마음으로 식사를 하는 것이 좋다.
- **충분히 휴식하라.** 자신이 슈퍼맨이라도 된 듯 행동하고 있지 않은가? 지나친 과로는 그 누구도 견딜 수 없다. 몸이 하는 말에 귀를 기울이고 휴식이 필요하면 일을 멈추고 쉬도록 한다.
- **운동을 하라.** 과다한 신경 전달 물질을 불태워 없애라. 그러기 위해서는 운동이 가장 효과적이다.
- **특정 물질에 대한 몸의 반응을 살펴라.** 커피, 차, 초콜릿 등 카페인이 포함된 식품을 먹었을 때 몸이 어떻게 반응하는지 잘 살펴보라. 짜증이 나거나 불안을 느낀다면 섭취를 줄여라.

빠른 COMT 유전자

- **단백질을 가까이 하고 설탕과 밀가루를 멀리 하라.** 하얀 빵 샌드위치나 튀긴 음식 대신 고품질 유기농 단백질을 권한다. 저단백 아침 식사로 하루를 시작하면 낮에 도파민 수치가 낮아져 집중은 물론 동기부여도 잘 되지 않고 충분한 에너지도 얻을 수 없다.

- **충분한 수면 시간을 확보하라.** 잠을 자는 동안 몸은 부족한 것을 만들어낸다. COMT 유전자에게도 더 많은 도파민을 만들 시간이 필요하다. 몸이 제대로 기능하는 데 필요한 수면 시간은 사람마다 다르다. 나에게 맞는 수면 패턴을 알아내 매일 실천하라.
- **뇌를 많이 사용하는 활동에 참여하라.** 춤, 악기 연주, 스포츠, 빠른 보드 게임 같이 뇌를 많이 쓰는 활동에 참여하라. 일부 비디오 게임도 활용할 수 있지만 많은 경우 중독에 빠지기 쉽고 지나치게 자극적이므로 주의해야 한다.
- **스킨십이 필요하다.** 서로 바라보고 따뜻하게 안아주라. 친밀한 사람과의 스킨십은 도파민 수치를 올리는 데 도움이 된다.
- **카페인의 대안을 찾아라.** 카페인이 도움이 될 수도 있지만, 너무 많이 섭취하지 마라. 대신 앞에서 나열한 방법을 실천해보라. 잘 자고 적절히 먹고 흥미로운 활동에 참여하고 스킨십을 하면 카페인이 필요 없어진다.

07

음식 알레르기의 열쇠,
DAO 유전자

헌터는 키가 크고 과묵한 40대 남성으로 불평과 불만을 털어놓는 걸 아주 싫어한다고 했다. 왜 내게 도움을 청하게 됐는지 묻자 천천히 입을 열었다.

"어떤 음식을 먹어야 할지 알 수 없어 미치겠어요. 점심에는 기분 좋게 먹었는데, 저녁은 영 아니었어요. 안 맞는 음식을 먹으면 땀이 나기 시작하고 심장이 쿵쾅거려요. 늘 두통에 시달리고 짜증이 나고요. 피부는 가렵고 코피도 자주 나요. 대체 이유가 뭐죠?"

헌터는 아내가 하도 알레르기 검사를 받아보라고 해 비싼 돈을 주고 검사도 받았지만 전혀 도움이 되지 않았다고 말했다. 알레르기로 고생하는 이웃이 음식을 하나씩 추가하며 원인을 찾아보라고 조언했다지만 별 도움이 되지 않았던 것 같았다.

유전자 검사 결과 헌터의 DAO 유전자에는 여러 개의 SNP가 존재했다. 면역 반응과 장 기능에 영향을 주는 화학물질인 히스타민에 과민 반응을 보이는 것이 문제였던 것이다.

일부 면역 반응이 과도하게 발달하면 알레르기나 과민 반응을 보인다. 이런 사람이 혈액 검사를 받으면 특정 음식에 반응하는 항체가 발견될 가능성이 있다.

헌터의 이웃이 제안했던 것처럼, 몇 가지 안전이 확인된 음식만 남긴 뒤 다른 음식을 하나씩 추가하는 '소거 검사법'으로 알레르기 유발 음식을 찾기도 한다. 가렵다거나, 두통이 느껴지거나, 맥박이 빨라지는 등의 반응이 나타나면 바로 그 음식이 범인인 것이다. 하지만 그에게는 이 방법이 통하지 않았다. 특정 음식이 문제가 아니었기 때문이다. 그의 문제는 여러 요인이 복합적으로 연관되어 있었다.

- 헌터는 히스타민 처리 능력이 정상 수준 이하인 채로 태어났다. 그래서 히스타민이 많이 포함된 음식을 먹으면 자주 탈이 났던 것이다.
- DAO 유전자가 제 기능을 하지 못하면 다른 유전자가 그 기능을 대신한다. 기능을 대신하는 유전자는 SAMe의 메틸기에 의존하는데 헌터의 메틸화 사이클이 제대로 작동하지 않아 기능에 문제가 생겼던 것이다.
- 어떤 병원균은 단순히 히스타민 분비를 촉진시키지만, 일부 병원균은 히스타민을 만들어내기도 한다. 더러워진 DAO 유전자 문제를 해결하려면 원인 병원균을 찾아 제거해야 한다.

- 알레르기 원인 음식을 먹으면 알레르기 유발 항원이 히스타민 분비를 촉진시켜 DAO 유전자에 부담을 준다.
- 헌터의 장 벽이 건강할 때는 히스타민 함유량이 높은 음식도 문제가 되지 않았다. 그는 간헐적으로 장이 새 3월에 문제가 되었던 음식이 6월에는 전혀 문제가 되지 않기도 했다.
- DAO 유전자 문제는 소화가 잘 되지 않으면 더 악화되고, 소화가 잘 되면 나아진다. 소화가 안 된다는 것은 위산, 췌장 효소, 담즙 수치가 낮다는 뜻이다. 이럴 때는 병원균이 소화관에 쉽게 침입한다. 자리를 잡은 병원균이 면역 반응을 일으켜 히스타민이 분비되도록 하거나 병원균이 직접 히스타민을 분비해 히스타민 수치가 높아진다.

헌터의 문제를 해결하기 위해 장 기능 강화, 소화 기능 개선, 소화에 필수적인 장내세균 보충 계획을 세웠다. 시간이 지날수록 히스타민 수치가 높아지는 먹다 남긴 음식, 절인 고기, 신 음식, 견과류, 훈제 생선 등은 당분간 자제해야 했다. 장 문제가 어느 정도 해결되고 장내세균이 강해지면 히스타민이 함유된 음식의 양과 종류를 늘릴 수 있다.

유전자 클린 프로그램 1단계를 막 끝냈을 때 헌터가 이렇게 말했다.

"뭔가 희망이 보이는 것 같아 마음이 놓여요. 물론 깨끗한 유전자를 갖고 태어났더라면 더 좋았겠죠. 그랬다면 다른 사람들처럼 먹고 싶은 거 다 먹을 수 있었을 텐데 말이죠."

사실 다른 사람들은 몸에 안 좋은 음식을 먹으면서도 느끼지 못할 수 있다. 이를테면 조금 피곤하다고 느끼거나 가끔씩 두통이 오고 여드름이 날 수도 있다. 보통 심각한 질병이 아니기에 무시하고 지내기 마련이다. 그러다 40~50대 혹은 60대에 접어들면 갑자기 큰 질병이 나타나기 시작한다. 여러 해에 걸쳐 서서히 진행되어 미처 눈치채지 못했지만, 몸은 관심을 끌기 위해 이미 여러 반응을 보였었다. 헌터가 경험한 여러 크고 작은 증상 덕분에 몸에 이상이 있음을 미리 인지했다. 덕분에 적절한 식단, 충분한 수면으로 몸이 원했던 변화를 이뤄냈다.

유전자 자가진단

나도 더러워진 DAO 유전자를 갖고 있어 식사만 하면 이런저런 증상이 나타나 괴로웠다. 이런 증상은 식사 후 나타났다 사라지지 않고 지속되기도 했다. 증상의 지속 시간이 일정치 않은 데다 종류도 워낙 다양해 어떤 음식 때문인지 연관 짓기도 곤란했다. 심장 박동이 빨라지기도 하고 짜증이 나거나 발에 땀이 날 때도 있었다. 때로는 목 여기저기에 습진이 생기고 코피를 흘리기도 했다. 대체 무엇 때문인지 알 수 없어 잠들지 못했던 경험도 있다. 정말 비참하고 괴로웠다. 감귤류와 밀 등 몇 가지 음식이 원인이라는 것을 깨달아 조금은 도움이 됐지만, 그것으로는 충분치 않았다. 더러워진 유전자에 대해 연구하면서 비로소 DAO 유전자가 근본 원인이라는 것을 알았다.

앞에서 작성한 클린 목록 1을 통해 현재 여러분의 DAO 유전자 상태가 어떤지 파악했을 것이다. DAO 유전자의 상태를 쉽게 확인할 수 있는 몇 가지 구체적인 사례를 소개한다. 해당하는 항목이 있는지 체크해보자.

감귤류, 생선, 와인, 치즈를 먹으면 알레르기 반응이 나타난다. ☐

요구르트 같은 발효 식품을 먹으면 알레르기 반응이 나타난다. ☐

조개류를 먹으면 알레르기 반응이 나타난다. ☐

술(특히 적포도주)을 마시면 알레르기 반응이 나타난다. ☐

초콜릿을 먹으면 알레르기 반응이 나타난다. ☐

여러 음식에 민감한 반응이 나타난다. ☐

식사 후 짜증, 화끈거림, 가려움을 느낄 때가 있다. ☐

식사 후 가끔 귀가 먹먹해진다. ☐

피부가 긁히면 몇 분 동안 벌겋게 일어난다. ☐

피부에 습진이나 두드러기가 난다. ☐

가려움을 자주 느낀다. ☐

발에 땀이 난다. ☐

자주 속이 쓰려 제산제를 복용한다. ☐

코피를 자주 흘린다. ☐

천식이나 호흡 곤란 증세가 있다. ☐

두통이 잦다. ☐

멀미가 심한 편이고 평소에도 어지러움을 자주 느낀다. ☐

새는 장 증후군 진단을 받았다. ☐

뚜렷한 이유 없이 가끔 설사를 한다. □

궤양성 대장염 증상이 있다. □

간혹 항히스타민제를 복용한다. □

가끔 콧물이 나거나 울혈이 생긴다. □

잠이 잘 안 오고 깊은 잠을 이루지도 못한다. □

혈압이 100/60 이하다. □

관절통이 있다. □

부정맥이 있다. □

임신했을 때 식사를 제대로 하지 못했다. □

더러워진 DAO 유전자

나는 어릴 때 심한 복통으로 고생했고, 성장하면서 우울증, 과민증, 화학약품 민감증 등 여러 증상과 싸웠다. 대학에 다닐 때는 조정팀 동료들과 맥주 1잔도 마음 편히 즐길 수 없었다. 그들에겐 아무것도 아니었겠지만, 나는 다음 날이 되면 숙취 때문에 너무 고통스러웠기 때문이다. (무리한 조정팀 활동이 메틸화 사이클에 부담이 되었고, 알코올을 처리할 여력이 없었다는 것을 나중에야 깨달았다.)

이런 경험 덕분에 몸이 무엇을 필요로 하는지, 어떤 선택을 해야 할지 좀 더 정확히 알수 있었다. 더러워진 유전자를 극복하기 위해 내 몸에 관심을 갖고 열심히 살핀 덕분에 지금처럼 건강한 모습을 가

한눈에 보는 DAO 유전자

주요 기능

DAO 유전자가 만드는 DAO 효소는 대부분의 장기에서 발견되지만 특히 소장, 전립선, 대장, 신장, 태반(임신했을 경우) 등에서 많이 발견된다. 세포 밖에 존재하는 히스타민을 배출하는 역할을 한다.

히스타민은 발효 식품, 절인 고기, 숙성된 치즈에 들어 있는 세균 유산균 같은 일부 유익한 세균, 특정 장내 세균, 음식의 잠재적 위험과 스트레스에 대응하는 면역 체계에 의해 생성된다.

적정 히스타민은 건강에 도움이 되지만, 과다한 히스타민은 면역 체계를 과잉 자극해 특정 음식은 물론 나 자신의 세포에도 과잉 반응하게 만든다.

더러워진 DAO 유전자의 영향

장 내 히스타민에 과잉 반응한다. 음식 민감증과 알레르기 반응의 가능성이 커진다. 히스타민을 장으로 흡수해서 혈액을 통해 세포 속으로 들어간다. 세포에 히스타민이 너무 많으면 파킨슨병 같은 신경 질환에 걸릴 가능성이 있다.

더러워진 DAO 유전자의 징조

알레르기 반응, 음식 민감증, 멀미, 새는 장, 편두통, 메스꺼움·소화불량, 임신 합병증, 소장 내 세균 과잉 증식 등

더러워진 DAO 유전자의 잠재력

알레르기 유발 항원이 포함된 음식을 조심함으로써 몸에 문제가 생길 여지를 만들지 않을 수 있다.

질 수 있었다.

여러분도 헌터와 나처럼 더러운 DAO 유전자를 갖고 있다 하더라도 의기소침하지 마라. 깨끗한 DAO 유전자를 갖고 있는 사람은 마음 놓고 있다가 언젠가 갑자기 문제가 생겨 고생하겠지만, 우리는 미리 준비해 건강을 지킬 수 있다.

히스타민과 DAO 유전자

다른 화학물질과 마찬가지로 히스타민도 동전의 양면 같은 모습을 갖고 있다. 모든 건 히스타민이 얼마나 많은지, 어디에 존재하는지, 몸의 나머지 부분들이 어떻게 반응하는지에 달려 있다.

히스타민의 첫 번째 주요 기능은 장내 병원균 퇴치다. 우리가 먹는 음식과 마시는 물에 무엇이 들었을지 전혀 알 수 없다. 그 속에 위험한 세균이나 독성 물질이 있다면 히스타민이 면역 체계를 자극해 안전하게 지켜준다.

두 번째 주요 기능은 장이 음식과 노폐물을 밀어내도록 한다. 소화 후 남은 음식이나 노폐물이 장에 오래 머물면 부패하면서 독소를 만들기 때문에 적절히 배출해야 하기 때문이다.

세 번째 주요 기능은 위를 도와 단백질 소화에 필요한 산을 분비한다. 음식은 위에서 분해되어 여러 성분으로 나뉘는데 특히 육류 분해에는 산이 꼭 필요하다.

소화 과정에 히스타민이 필요하지만, 과다하면 면역 체계를 자극

더러워진 DAO 유전자와
관련된 질환

아나필락시스, 부정맥, 천식, 결막염 또는 각결막염 , 십이지장 궤양, 습진, 속쓰림, 불면증, 과민증, 과민성 대장 질환(대장 선종, 크론병, 궤양성 대장염 등), 관절 통증, 메스꺼움, 파킨슨병, 임신 관련 합병증, 건선, 어지럼증.

해 세균을 제거하는 화학물질이 만들어져 염증이 생긴다. 이럴 때 DAO 유전자가 불필요한 히스타민을 처리한다. 하지만 히스타민 수치가 지나치게 높아지면 DAO 유전자에 과도한 부담이 되어 제대로 처리하지 못할 수 있다. 부담을 넘어 결국 DAO 유전자가 더러워지면 히스타민 수치가 정상으로 돌아와도 DAO 유전자는 제 기능을 회복하지 못한다.

그렇다면 히스타민은 어디에서 오는 걸까? 단백질에는 히스티딘 histidine이라는 화합물이 들어 있다. 단백질 소화 과정에서 특정 세균이 히스티딘을 히스타민으로 바꾼다. 살아 있는 세균이 들어 있는 요구르트, 사우어크라우트, 김치, 피클 같은 발효 식품과 살아 있는 세균에 의해 만들어지는 숙성 치즈, 절인 고기 같은 음식을 통해서도 히스타민이 몸속으로 들어온다. 그 외 과일 주스나 알코올에도 히스타민이 들어 있다. 특히 뼈를 고아 만드는 곰국 같은 음식은 히스타민 폭탄이라고 할 수 있다. 더러워진 DAO 유전자를 갖고 있다면 히스타민이 들어 있는 이런 음식을 주의해 먹어야 한다.

장내세균의 균형

불과 얼마 전만 해도 장내세균에 주목하는 사람이 많지 않았지만, 이제는 중요하게 여겨지고 있다.

장을 비롯해 우리 몸 여러 곳에 자리 잡은 장내세균은 평균 수조 마리나 된다. 장내세균의 전제 세포 수는 인간 1명을 구성하는 세포

히스타민이 많은 음식

숙성된 치즈, 알코올(특히 샴페인과 적포도주), 곰국, 초콜릿, 감귤류와 과일 주스(레몬 제외), 절인 고기, 살라미 소시지, 콘비프, 파스트라미, 말린 과일, 요구르트, 사워크림, 캐비아, 사워크라우트, 피클, 발효된 채소, 훈제하거나 통조림으로 만든 생선, 초밥에 사용하는 생선, 레몬이나 오렌지 주스에 절인 신 음식, 토마토, 시금치, 식초.

수보다 10배 이상 되는 엄청난 양이다. 모든 장내세균의 유전자 수를 합하면 인간 1명을 구성하는 유전자보다 150배 이상 많다.

사실, 인간과 함께 진화한 장내세균 없이는 몸의 여러 기능이 제대로 작동하지 못한다. 장내세균은 소화는 물론, 사고와 감정 조절에 이르기까지 여러 기능에 꼭 필요한 산과 화학물질을 생성하고 섬유질을 소화시키기 때문이다.

몸속 다양한 장내세균은 적정 비율을 유지하는 것이 중요하다. 이 균형이 깨지면 문제가 발생한다. 항생제를 복용하면 건강을 위협하는 세균을 제거할 수 있지만, 이로운 장내세균까지 죽게 돼 불균형이 초래된다. 스트레스, 만성 질병, 감염, 잘못된 식단, 독성 물질에 대한 노출, 새는 장 증후군 등도 장내세균 불균형이 원인이다. 장내세균의 균형이 깨지면 히스타민이 과다해지고, 면역 체계가 세균을 죽일 화학물질을 많이 만들어 여러 증상이 나타난다.

유산균 섭취는 장내세균의 균형을 회복할 수 있는 좋은 방법이다. 최근 항생제를 복용했다면 발효 식품을 먹는 것도 추천할 만하다. 일부 유산균과 발효 식품에도 히스타민이 들어 있긴 하지만, 몸의 여러 기능을 돕는 장내세균을 위해 적절한 섭취는 꼭 필요하다.

새는 장 증후군과 DAO 유전자

놀랍게도 장 내벽의 두께는 세포 하나 정도밖에 되지 않는다. 장 내벽은 벽을 구성하는 각 세포끼리 치밀하게 들어맞아 완성된다. 장으로 이동한 음식은 아미노산, 탄수화물, 콜레스테롤, 비타민, 미네랄처럼 가장 기본적인 성분으로 분해된다. 그래야만 장 내벽 세포 사이의 좁은 공간을 통과할 수 있기 때문이다. 내벽을 통과하지 못한 나머지는 소화관 안쪽에 남는다.

만약 장 내벽 세포의 치밀한 결합이 느슨해져 세포 틈 사이가 벌어지면 '장 투과성' 또는 '새는 장'이라고 부른다. 새는 장 증후군이 발생하면 평소 즐기던 음식도 면역 반응을 일으켜 문제가 생긴다. 원인이 된 음식을 피하고 다른 음식을 먹더라도 얼마 지나지 않아 똑같은 문제가 발생한다. 음식을 바꾼다고 해결될 문제가 아니기 때문이다.

면역 체계는 무엇이든 소화관에서 빠져나와 다른 부위에 침입하면 언제든 공격할 준비를 하고 있다. 장에서 어떤 음식이든 빠져나오면 그에 맞설 항체를 만들기 때문에 그 음식을 소량만 다시 먹어도 면역 체계가 반응한다. 1번 이상 문제를 일으켰던 음식을 계속 먹으면 면역 체계의 부담이 커져 더 큰 문제를 야기한다. 이런 반응을 쉽게 말해 '염증'이라 부른다. 식단과 스트레스, 기타 만성적인 원인 때문에 반복되며 사라지지 않는 '만성 염증'은 건강에 큰 위협이 될 수 있다.

새는 장 증후군은 히스타민 생성도 늘린다. 염증을 가라앉히기 위해 히스타민이 쓰이지만, 정상 범위를 넘어선 과다한 히스타민은 불필요하게 면역 체계를 자극해 더 많은 히스타민을 생성할 뿐이다. 결국 새는 장을 고치기도 힘들어지고 DAO 유전자까지 더러워진다. 새는 장, 면역 체계, 히스타민이 만들어내는 악순환 속에 DAO 유전자의 부담은 점점 커진다.

히스타민을 처리하는 DAO 효소는 장 내벽 세포에 존재하는데 장

내벽에 문제가 생기면 DAO 효소 또한 줄어들어 히스타민이 제대로 처리되지 못한다.

건강한 식단과 적절한 운동, 숙면, 독성 물질에 대한 노출과 스트레스 해소에 관심을 갖고 관리하면 장내세균의 균형을 회복하고 새는 장 문제를 바로잡아 히스타민 수치를 낮출 수 있다.

항히스타민제와 제산제

그동안 강연과 교육을 하면서 새는 장과 관련해 가장 많이 받았던 질문은 "항히스타민제를 복용하면 간단히 해결되는 거 아닌가요?"였다. 과다한 히스타민이 원인이었으니 항스타민제로 DAO 유전자를 돕겠다는 생각을 자연스럽게 할 수 있다.

어떤 항히스타민제를 복용하느냐에 따라 증상이 줄어들기도 하고 완전히 사라지기도 한다. 계절성 알레르기에 널리 사용되는 항히스타민제인 지르텍Zyrtec은 히스타민과 히스타민 수용체가 결합하는 과정에 관여해 증상을 완화시키는 작용을 한다. 다른 항히스타민제인 베나드릴Benadryl은 아예 히스타민과 히스타민 수용체가 만나는 것 자체를 막는다. 이 때문에 히스타민과 관련이 있는 조증, 불면증 치료에 베나드릴이 처방되기도 한다. 장 속 히스타민이 과다하면 위산 역류와 속쓰림 증상도 나타나는데 PPI 계열 제산제도 항히스타민제처럼 작용해 히스타민 수용체를 막는다.

여기서 하나 기억해야 할 것은, 언급했던 약물들이 히스타민 수치

자체를 줄여준다고는 하지 않았다는 점이다. 히스타민과 히스타민 수용체가 결합하지 못하게 막은 것뿐이지, 몸속의 히스타민의 양은 그대로다. 아마 복용을 중단하면 여러 증상이 다시 시작될 것이다. 이런 요요 현상은 항히스타민제 의존도만 높이는 결과를 가져온다.

나는 여러분에게 이렇게 묻고 싶다. 항히스타민제를 평생 복용하겠는가, 아니면 문제를 뿌리째 뽑아버리겠는가? 유전자 클린 프로그램으로 유전자를 깨끗이 되돌리는 것만이 문제를 근본적으로 해결할 수 있다. 이것이 평생 약물을 끼고 사는 것보다 훨씬 나은 해결책이 될 것이다.

DAO 유전자에 필요한 주요 영양소

DAO 유전자가 제대로 작동하기 위해서는 칼슘과 구리가 필요하다. 칼슘과 구리는 아래 식품을 통해 얻을 수 있다.

칼슘 : 케일, 브로콜리, 물냉이, 발아된 곡물과 콩, 염소 또는 양 젖으로 만든 치즈, 청경채, 오크라, 아몬드.

구리 : 소의 간, 해바라기 씨, 렌틸, 아몬드, 당밀, 아스파라거스, 순무의 어린 잎.

다음과 같이 산이 많이 든 음식이나 산을 만들어내는 음식도 적절히 먹어야 한다.

아몬드 밀크, 염소젖, 아티초크, 아루굴라, 그린빈, 아스파라거스, 히말라야 소금, 아보카도 오일, 케일, 비트, 다시마, 청경채, 리크,

무엇이 DAO 유전자를 더럽히는가?

히스타민이 과다 함유된 식음료, 균형이 깨진 장내세균, 소장 내 세균 과잉 증식, 고단백 식단, 글루텐, 음식 민감증, 정신적 스트레스, 화학 요법, 제산제, 항생제, 메트포르민, MAO 유전자 억제제, 칸디다 같은 이스트, 기생충에 의한 질환이나 감염, 궤양성 대장염, 크론병 등.

브로콜리, 렌틸, 겨자 잎, 메밀, 오크라, 양배추, 양파, 홍당무, 완두콩, 콜리플라워, 퀴노아, 셀러리, 대황, 치아 시드, 식용 해초, 코코넛, 코코넛 오일, 물냉이, 엔디브, 애호박, 아마, 마늘, 생강.

깨끗한 DAO 유전자를 위한 팁

헌터와 몇 주 후 다시 만났을 때 그의 몸 상태는 훨씬 좋아져 있었다. 나는 사우어크라우트, 피클, 살라미 햄, 레드 와인은 좋지 않다고 조언했다. 숙성된 염소젖, 양젖 치즈, 요구르트, 티베트 버섯은 조금씩 먹어도 괜찮다고 알려주었다. 또한 히스타민 처리에 도움이 되는 유산균 보조 식품을 최대한 활용하라고도 했다. 그는 가능하면 남은 음식을 먹지 않고, 갓 조리한 신선한 음식을 먹고 있었다.

헌터는 그동안 좀 괴로웠지만, 증상이 사라지고 활력이 넘쳐 보람이 있었다고 말했다. 그가 피하고 있는 발효시킨 채소와 익지 않은 사우어크라우트는 사실 장내세균에게는 좋은 음식이다. 나는 몸이 좀 더 회복되면 곧 다시 먹을 수 있을 것이라고 위로했다.

DAO 유전자에 도움이 될 몇 가지 팁을 소개한다. 이것은 유전자 클린 프로그램을 본격적으로 시작하기에 앞서 지금 당장 시작해도 괜찮다.

- **피해야 할 유산균을 확인하라.** 락토바실러스 카제이lactobacillus casei, 락토바실러스 불가리쿠스lactobacillus bulgaricus가 포함된 제품을

피하라. 상품의 라벨을 자세히 보면 성분을 알 수 있다.

- **에스트로겐 수치를 체크하라.** 배란기에 히스타민과 관련한 증상이 심해지면 에스트로겐 수치를 체크해보는 것이 좋다. 에스트로겐 균형을 맞추기 위해서는 가장 먼저 플라스틱을 멀리하고, 적정 체중을 유지해야 한다. 또한 비트, 홍당무, 양파, 아티초크, 민들레 잎, 무 그리고 브로콜리, 콜리플라워, 케일, 브루셀 스프라우트, 양배추 같은 십자화과 채소의 섭취를 늘리는 것이 좋다.

- **소화 기능을 개선하라.** 소화 기능을 개선해 위산, 소화 효소, 담즙이 적절히 분비되게 하라. 장내 미생물을 건강하게 유지하고 병원균을 몰아내기 위해 필수적인 요소다.

- **산을 줄일 수 있는 음식을 먹고 균형 있는 식사를 하라.** 예를 들어 단백질 섭취가 많을 경우 데친 채소를 곁들여 먹고 콤부차를 마실 때는 발아된 채소를 함께 먹는 것이 좋다.

- **충분한 수면을 취하고 스트레스 유발 요인을 줄이도록 하라.** 컴퓨터 모니터에 블루라이트 필터를 사용하고 잠자리에 들기 1시간 전부터는 모니터를 보지 않도록 한다. 수면을 모니터링하는 스마트폰 앱을 활용하면 더 나은 숙면을 완성하는 데 도움을 받을 수 있다.

08

우울증과 감정기복의 열쇠,
MAOA 유전자

케이샤는 마치 오늘이 인생의 마지막 날인 것처럼 탄수화물과 당분이 들어 있는 음식을 마구 먹는다고 했다. 첫 만남 당시 그의 체중은 적정 수준보다 30kg 이상 더 나갔고 극심한 좌절에 빠져 있었다.

"신선한 채소를 사서 냉장고에 그득하게 채우고 저녁엔 구운 닭고기와 샐러드로 건강한 식사를 해요. 그렇지만 1~2시간만 지나면 다 무너져요. 탄수화물을 먹지 않고는 견딜 수 없거든요. 당장 달려 나가 달달한 사탕과 케이크를 먹지 않으면 죽을 것 같았어요. 제 자신이 세상에서 가장 나약한 인간 같아서 증오스러워요."

케이샤는 몸이 하는 말에 귀를 기울이고 원하는 것을 주기 위해 힘겨운 싸움을 하고 있었다. 다만, 이 싸움을 승리로 이끌 적절한 도구가 무엇인지 모르고 있었고, 가지고 있지 않다는 것이 문제였다.

COMT 유전자가 '빠른' 유전자와 '느린' 유전자로 나뉘듯, MAOA 유전자도 마찬가지다.

케이샤의 유전자 검사 결과를 보지 않아도 '빠른' MAOA 유전자를 가지고 있을 것이 분명했다. 그에게 탄수화물이나 당분을 먹기 전에 어떤 기분이 드는지 묻자 얼굴이 잔뜩 일그러졌다.

"먹으면 안 된다는 것을 알기에 양심의 가책에 시달리면서 먹곤 해요. 결국 먹으면 1시간 정도는 기분이 좋아져요. 효과가 떨어지면 다시 추락하지만요. 이 악순환에 지칠 대로 지쳤어요. 이제는 끝내고 싶어요."

케이샤의 근본적인 문제는 빠른 MAOA 유전자 때문에 세로토닌이 지나치게 빨리 처리되어 수치가 낮아지는 것이라고 알려주었다. 세로토닌은 안정감, 낙관, 자신감을 주는 신경 전달 물질이다. 세로토닌 수치가 낮아지면 우울함을 느끼고 절망에 빠져 자기 자신을 신뢰하지 못하고 만다. 이 문제를 해결하기 위해 그녀가 선택한 방법은 설탕처럼 고칼로리 탄수화물이 들어 있는 달콤한 음식을 먹는 것뿐이었다. 이것은 일시적이긴 하지만, 세로토닌 수치를 높일 수 있는 가장 빠른 방법 중 하나이긴 하다.

케이샤도 느끼고 있는 것처럼 이 방법에는 심각한 문제가 있다. 감정이 롤러코스터를 타듯 오르내리고 체중이 늘어나는 것이다. 그리고 그는 한밤중에 잠이 깨면 다시 잠들기 위해 꼭 무언가를 먹어야만 했다고 말했다. 숙면을 위해 꼭 필요한 호르몬인 멜라토닌을 만드는 게 다름 아닌 세로토닌이기 때문이다. 세로토닌 수치가 낮다 보니 멜라토닌 수치도 낮았던 것이다.

이 설명에 케이샤는 멜라토닌 보조제를 복용하면 다 해결되지 않겠냐고 물었지만, 나는 보조제보다 음식 조절이 우선이라고 답했다. 적정량의 단백질을 섭취하면 신경 전달 물질이 안정적으로 활동할 수 있다. 그러면 폭식 습관은 점점 사라지고, 감정 기복도 좋아지면서 숙면을 취할 수 있게 될 것이다.

MAOA 유전자가 제 기능을 다 하기 위해서는 비타민 B2와 트립토판이 필요하다. 케이샤처럼 빠른 MAOA 유전자가 있을 경우 영양소를 순식간에 소비해서 음식을 갈망하게 되는데 비타민 B2와 트립토판을 동시에 공급해줄 수 있는 것이 바로 탄수화물이다.

케이샤는 그다지 적절하지 않은 탄수화물 음식을 선택한 것과 다른 음식과 균형을 맞추지 못한 것이 문제였다. 천천히 영양분을 공급해줄 섬유질이 풍부한 복합 탄수화물과 함께 단백질과 건강에 좋은 지방으로 균형을 맞출 필요가 있었다. 이렇게 되면 빠른 MAOA 유전자가 정상 속도로 돌아올 수 있다.

마지막으로 케이샤에게 했던 조언은 적절히 스트레스를 다루는 방법이었다. 스트레스를 관리하는 것은 나 자신을 위해 할 수 있는 가장 중요한 일 중 하나다. 스트레스는 단순히 생각하는 것보다 훨씬 더 강력한 생화학적 현상이다. 스트레스 없이 평온을 유지하면 유전자가 제대로 활동할 수 있지만, 스트레스에 시달리면 유전자는 제 기능을 발휘하지 못한다.

케이샤와의 미팅 후 마커스를 만났다. 그의 유전자 검사 결과를 보니 더러워진 MAOA 유전자를 가지고 있었다. 그는 케이샤와 반대로 '느린' MAOA 유전자라서 차분했다가도 걸핏하면 짜증을 내는가 하면 욱하는 기질이 나타나 애를 먹고 있었다. 또한 쉽게 초조해지고 불안을 느끼거나 깜짝깜짝 놀라곤 했다.

"통제되지 않는 제 모습이 싫어요. 이게 가장 큰 문제 같아요."

마커스는 돌변한다는 것보다, 감정이 통제 불능 상태에 빠진 후 마음을 가라앉히는 데 시간이 오래 걸리는 것이 더 큰 고민이라고 했다. 이것은 그의 의지나 정신력 부족 때문이 아니었다. 느린 MAOA 유전자 때문에 스트레스 신경 전달 물질이 몸에서 배출되는 속도가 더디기 때문이다. 누구나 흥분하고 화가 나면 도파민과 노르에피네프린이 대량 분비된다. MAOA 유전자가 깨끗했다면 이런 스트레스 신경 전달 물질을 빨리 배출해 진정하는 데 오래 걸리지 않았을 것이다.

느린 MAOA 유전자를 갖고 있어 좋은 점도 있다. 도파민과 노르에피네프린 수치가 늘 높다 보니 어떤 힘든 일을 만나도 도전하고 극복하려는 마음의 준비가 되어 있었다.

마커스의 문제를 해결하기 위한 첫 단계 역시 식단의 변화다. 그에게는 탄수화물을 뺀, 단백질이 충분히 포함된 푸짐한 아침 식사가 필요했다. 혈당이 불안정해지면 스트레스 신경 전달 물질도 불안정해지기에 끼니 사이 간식을 먹는 대신, 각 끼니 때 건강에 좋은 음식을 충분히 먹도록 했다. 도파민과 노르에피네프린을 적정 수준으로 낮추기 위해 스트레스 해소에 신경을 쓰고 MAOA 유전자의 부담을 줄이라는 조언도 했다.

스트레스를 받을수록 민감해진 감정을 누그러트리기 위해 숙면이 필요하다는 것도 덧붙였다. 낮에 생성된 세로토닌은 시간이 지나 멜라토닌으로 변하면서 잠을 유도한다. 잠들기 전에는 전자 기기 사용을 자제하고 늦어도 밤 11시에는 잠자리에 들 것을 권했다. 뇌는 전자 기기의 푸른 빛을 햇빛으로 착각해 멜라토닌 생산이 교란되기 때문에 숙면이 어려워질 수 있다.

유전자 자가진단

앞에서 작성한 클린 목록 1을 통해 현재 여러분의 MAOA 유전자 상태가 어떤지 파악했을 것이다. MAOA 유전자의 상태를 쉽게 확인할 수 있는 몇 가지 구체적인 사례를 소개한다. 해당하는 항목이 있는지 체크해보자.

ADHD 진단을 받았다. ☐

탄수화물에 중독된 것 같다. ☐

단백질을 더 섭취할수록 기분이 좋아진다. ☐

우리 집안에는 우울증 환자가 많다. ☐

우리 집안에는 알코올 중독인 사람이 많다. ☐

스트레스를 받으면 호흡이 가빠진다. ☐

의도하지 않은 상황에 공격적으로 변하곤 한다. ☐

간혹 흥분을 진정하는 데 시간이 오래 걸린다. ☐

긴 시간 집중하기 어렵다. ☐

한눈에 보는 MAOA 유전자

주요 기능

MAOA 유전자가 생성하는 MAOA 효소는 도파민과 노르에피네프린 처리에 도움을 준다. 두 신경 전달 물질은 스트레스 반응을 제대로 할 수 있게 해준다. 또한 차분하고 낙관적으로 만들어주는 세로토닌 처리에도 도움을 준다.

더러워진 MAOA 유전자의 영향

특히 더러운 MTHFR 유전자와 COMT 유전자를 갖고 태어났을 경우, 더러워진 MAOA 유전자는 아주 심한 감정 기복을 만들어낸다. 태어날 때부터 이 세 가지 유전자를 갖고 있다면, 엄청난 에너지와 집중력을 가질 수도 있지만, 동시에 가끔씩 욱하는 기질을 통제하기 힘들 수도 있다.

• 느린 MAOA 유전자: 노르에피네프린과 도파민과 세로토닌이 정상보다 너무 느리게 제거되며, 그 결과 그 세 가지 신경 전달 물질이 과도해진다.

• 빠른 MAOA 유전자: 노르에피네프린과 도파민과 세로토닌이 정상보다 너무 빨리 제거되며, 그 결과 그 세 가지 신경 전달 물질이 부족해진다.

더러워진 MAOA 유전자의 징조

• 느린 MAOA 유전자: 일반적인 징조로는 수면 장애, 과민한 놀람 반사, 두통, 과민증, 감정 기복, 장기적인 불안 장애, 공격적인 행동 등을 꼽을 수 있다.

• 빠른 MAOA 유전자: 일반적인 징조로는 중독, ADHD, 탄수화물 및 설탕에 대한 갈망, 우울증, 숙면 곤란, 피로감, 무감각 등을 꼽을 수 있다.

더러워진 MAOA 유전자의 잠재적 장점

• 느린 MAOA 유전자: 스트레스를 받지 않을 때는 보다 기민하고 주의력도 좋으며 명랑하고 에너지가 넘치며 생산적이고 자신감도 넘친다.

• 빠른 MAOA 유전자: 스트레스를 받을 때 스스로를 더 잘 진정시킨다. 편안하고 느긋하다.

더러워진 MAOA 유전자

나도 케이샤와 마찬가지로 빠른 MAOA 유전자를 갖고 있어 탄수화물이라면 사족을 못 썼다. 앉은 자리에서 아이스크림 2kg 정도는 금세 해치우곤 했으니 말이다. 해결책은 의지와 상관이 없다. 모든 것은 균형의 문제다.

케이샤는 고단백 아침 식사로 하루를 시작하고 남은 시간 동안 적정량의 단백질을 먹자 조금씩 변화가 일어났다. 무엇보다 당분에 대한 갈망을 제한하는 것이 핵심이었다. 그렇지 않으면 탄수화물에 대한 갈망이 곧 되살아날 터였다.

나 같은 경우 스트레스를 받으면 탄수화물에 대한 갈망이 솟구쳤다. 그럴 때면 내면을 가만히 살펴보았다. 나 자신을 탓하며 너무 몰아세우지 않고 산책이나 명상을 하며 스트레스를 해소했다.

느린 MAOA 유전자를 갖고 있는 경우도 방법은 비슷하다. 적정량의 단백질을 먹으면서, 당분을 줄이고, 스트레스를 관리해야 한다. 이렇게 3가지 방법만으로도 엄청난 차이가 발생한다. 느린 MAOA 유전자를 갖고 있다면 저녁 식사는 가볍게 하는 것이 좋다.

스트레스의 나비효과 I

우리 몸이 스트레스를 받으면 생성되는 노르에피네프린과 도파민을 MAOA 유전자가 제거하는 과정에서 부산물로 과산화수소가 생

더러워진 MAOA 유전자와
관련된 질환

MAOA 유전자가 더러워지면 여러 건강 문제가 발생할 수 있다. 아래 관련된 질환의 목록을 보면 신경 장애나 감정 장애가 대부분인 것을 알 수 있다. MAOA 유전자가 뇌 속 커뮤니케이션이나 다른 장기와 뇌의 커뮤니케이션을 담당하는 신경 전달 물질 처리하는 데 관여하기 때문이다.

각종 중독, ADHD, 알츠하이머병, 반사회적 인격 장애, 불안 장애, 자폐증, 조울증, 우울증, 섬유근육통, 과민성 대장 증후군, 편두통, 강박장애, 공황장애, 파킨슨병, 조현병, 계절성 정서 장애성된다. 혹시, 새까맣던 머리카락이 극심한 스트레스를 받아 며칠 사이에 희끗해지거나 아예 하얗게 변한 사람을 본 적 있는가? 이런 현상은 조금 전 언급한 과산화수소가 원인이다.

스트레스가 지속되면 늘어나는 스트레스 신경 전달 물질을 처리하기 위해 MAOA 유전자가 평소보다 훨씬 바쁘게 움직이게 되고, 과산화수소 또한 크게 증가할 수밖에 없다. 과산화수소를 제거하는 글루타티온은 생성하기 쉽지 않아 과산화수소의 증가 속도를 따라잡지 못하고 먼저 바닥나고 만다.

스트레스로 생성된 과산화수소의 영향은 머리카락 색을 바꾸는 것으로 끝나지 않는다. 뇌에도 영향을 주어 감정 기복, 기억력, 과민증, 공격적 성향 등의 문제도 야기한다. 더 심해지면 루게릭, 파킨슨, 알츠하이머 같은 신경 관련 질환으로 이어질 수 있다.

해소되지 않은 스트레스는 다른 곳에도 영향을 준다. MAOA 효소가 심신의 안정을 주는 세로토닌을 생성할 때는 트립토판이 필요하다. 트립토판은 단백질에도 들어 있지만 주로 탄수화물을 통해 얻는다. 단백질이 가진 트립토판은 뇌 속으로 쉽게 들어가지 못하기 때문이다.

트립토판은 몸의 상태에 따라 다른 용도로 쓰인다. 스트레스와 몸의 염증이 적을수록 세로토닌 생성에 사용되지만, 스트레스와 염증이 심할수록 뇌에 해로운 물질인 퀴놀린산quinoline acid 생성에 쓰인다. 건강을 위해 쓰일 트립토판이 엉뚱한 곳에 쓰이는 것이다.

트립토판 수치가 낮아지면 세로토닌 수치도 함께 낮아진다. 케이샤처럼 갑자기 우울한 감정에 빠지고 부족한 트립토판을 보충하기 위해 탄수화물에 끌린다. 멜라토닌의 재료가 되는 세로토닌이 불균형해져 깊은 잠을 이루는 것도 힘들어진다. 지긋지긋한 악순환이다.

반복해서 이야기하지만, 스트레스는 절대 가볍게 여길 문제가 아니다. MAOA 유전자가 더러워져 있다면 비타민을 보충하고 독성 물질에 노출되는 것을 줄이는 것도 중요하지만, 효과적인 스트레스 관리가 우선이다.

미봉책에 불과한 우울증 치료

미국에서는 우울증 치료를 위해 매년 수십억 달러가 쓰인다. 우울증은 주요 원인을 꼽기 힘든 복합적인 장애다. 신경 전달 물질 간의 불균형으로 발생한다는 연구 결과도 있지만, 결코 신경 전달 물질 탓만은 아니다.

제약 회사들은 우울증 해결을 위해 MAOA 효소에 대해 많은 연구를 했다. 그 결과 세로토닌이 뇌에 좀 더 머물도록 MAOA 유전자의 기능을 둔화시키는 약을 만들 수 있었다. 하지만 안타깝게도 효과는 기대에 미치지 못했다. 우울증 뒤에 숨은 진짜 문제는 염증과 스트레스이기 때문이다. 우울증은 세로토닌 결핍증이 아니다. 만성 질환이 우울증을 낳았다고 보는 것이 옳다.

물론 담당 의사의 처방 없이 마음대로 MAOA 유전자 억제제나 항우울제, 항불안제 등의 복용을 중단해서는 안 된다. 마음대로 약을 끊거나 줄이면 큰 문제에 직면할 수도 있다. 이 책의 조언을 참고해 의사와 상담해 결정할 것을 권한다.

무엇이 MAOA 유전자를 더럽히는가?

느린 MAOA와 빠른 MAOA 유전자 공통

글루타티온 부족, 만성 스트레스.

느린 MAOA 유전자

트립토판·비타민 B2 과다.

빠른 MAOA 유전자

트립토판·비타민 B2 부족, 만성 염증, 과식, 알레르기 유발 음식, 만성적인 육체적·정신적 스트레스, 만성 질환(비만·과체중, 심혈관 질환, 당뇨, 자가면역질환, 암 등).

MAOA 유전자에 필요한 주요 영양소

MAOA 유전자가 제대로 작동하기 위해서는 비타민 B2, 트립토 판이 필요하다. 이 영양소는 아래 식품을 통해 얻을 수 있다.

비타민 B2 : 간, 양고기, 버섯, 시금치, 아몬드, 자연산 연어, 달걀.

트립토판 : 시금치, 해초, 버섯, 호박씨, 순무의 어린 잎, 적상추, 아 스파라거스.

보조제를 복용하는 것보다 이런 음식으로 식단을 바꾸는 게 더 좋 다. 우리 몸은 새로운 형태의 영양소보다 신선하고 건강한 음식을 더 좋아하기 때문이다.

깨끗한 MAOA 유전자를 위한 팁

6장 COMT 유전자에서 마고와 블레이크의 사례를 통해 더러워진 유전자를 관리하는 열쇠가 '자각'이라고 말했던 것을 기억할 것이다. 더러워진 MAOA 유전자도 마찬가지다. MAOA 유전자가 빠르든 느리든, 문제가 커지기 전에 몇 가지 경고 신호가 있기 마련이다.

케이샤와 마커스가 경험했던 경고 신호를 소개한다. 혹시 여러분 도 이런 경험이 있는지 살펴보자.

케이샤(빠른 MAOA 유전자)의 경고 신호

• 초콜릿 같은 단 음식이 끌린다.

- 기분이 울적해지려 한다.
- 수면 중 자꾸 깨고 다시 잠들기 위해 간식이 필요하다.

마커스(느린 MAOA 유전자)의 경고 신호
- 수면 중 깨면 다시 잠들기 힘들다.
- 아무것도 아닌 일에 짜증이 난다.
- 진정이 되지 않는다.
- 두통에 시달린다.
- 무언가에 몰두할 때 숨을 참거나 평소보다 얕게 숨을 쉰다.

이런 신호를 느끼면 스트레스 패턴을 끊거나 음식에 대한 갈망을 멈추기 위해 할 수 있는 일이 무엇인지 찾아야 한다.

케이샤는 매 끼니마다 단백질을 빼놓지 않고 먹었다. 회사에서는 호박씨, 칠면조 고기, 후무스(병아리콩을 으깨 만든 중동 지역 음식.-역자), 홍당무 등 고단백질 간식을 준비해두고 필요할 때마다 먹었다. 그녀가 간식을 너무 자주 먹지 않았으면 했지만, 꼭 먹어야 한다면 탄수화물보다는 단백질을 선택할 것을 권했다. 그녀의 유전자 프로필에서는 세로토닌과 멜라토닌이 부족했기에 저녁 식사 때는 트립토판이 풍부한 탄수화물을 먹도록 했다.

그동안 체중 감량을 위해 엄청난 의지로 노력을 기울였지만 얼마 가지 못해 두 손 두 발 다 들곤 했었던 케이샤는 유전자 클린 프로그램으로 유전자를 깨끗하게 되돌리는 과정을 시작한 뒤 태어나 처음으로 체중 감량이라는 짜릿한 경험을 했다.

케이샤는 끼니마다 단백질을 충분히 챙겨 먹은 덕분에 더는 탄수화물이 끌리지 않았다. 혈당이 안정되고 신진대사도 원활해져 기분도 좋아졌다. 그녀는 많이 먹지 않고도 포만감을 느낄 수 있다는 것에 큰 만족을 느끼고 있었다.

케이샤와 마커스는 스트레스가 트립토판을 뺏어가는 것에 대해 알게 된 후 스트레스를 해소하기 위한 나름의 대책을 마련해 실천했다.

케이샤는 심호흡, 음악 감상 같은 일상적인 방법과 함께 스트레스가 폭발하려 할 때 잠시 그 자리를 벗어나는 것처럼 특별한 상황에 적용할 수 있는 방법을 활용했다.

갑자기 욱하고 진정하지 못했던 마커스는 특히 집에서 그런 일이 생기면 우선 자리를 벗어나는 방법을 사용했다. 다른 방으로 자리를 옮겨 창밖을 바라보거나 밖으로 나가 5분 정도 빠른 속도로 걸었다. 이 방법은 마음을 진정시키고 재충전하는 데 도움이 됐다.

마커스는 유전학적으로 화를 잘 낸다는 것을 깨달은 뒤로 자신의 기분이나 호흡, 몸의 작은 반응에도 신경을 쓰면서 잘 관리하고 있다. 직장에서 스트레스를 많이 받으면 식단과 호흡에 특히 신경을 썼다. 가끔씩 휴가를 즐길 때는 마음이 훨씬 편해져서인지 식단 관리를 느슨하게 해도 몸 상태가 나빠지지 않았다고 했다.

09

해독과 면역의 열쇠,
GST/GPX 유전자

메건은 하소연으로 첫 만남을 시작했다.

"저는 늘 아무것도 아닌 사소한 일에도 깜짝 놀라면서 기겁을 하곤 해요. 그러면 우리 애들은 놀리기 바쁘고 남편은 당황한 눈으로 바라보죠. 세탁소에서 드라이클리닝을 한 옷이 도착하면 화학물질 냄새 때문에 견딜 수가 없어요. 때문에 드라이클리닝을 해야 하는 옷은 아예 사지 않아요. 지난주 지인의 결혼식에 갔을 때 남편 정장에서 풍기는 드라이클리닝 냄새 때문에 미쳐버리는 줄 알았어요. 마치 매연으로 가득한 차 안에 갇힌 것 같았거든요."

다른 어떤 것이 반응을 불러일으켰는지 묻자 메건의 입에서 온갖 브랜드의 방향제, 섬유유연제, 향수, 샴푸, 비누, 페인트, 살충제 그리고 자동차 배기가스, 새로 포장된 아스팔트, 잔디에 사용하는 제초제 등 그동안 그녀를 괴롭힌 수많은 물건의 이름이 나왔다.

"어디를 가든 화학물질의 공격을 피할 수 없어요. 아무리 적은 양이라도 죽을 것 같아요. 불쌍한 우리 남편은 이런 저 때문에 향수는 물론이고 로션조차 쓰지 못해요. 심지어 아이들이 쓰는 샴푸와 비누도 향이 없는 것으로만 사요. 큰딸은 이런 저를 도저히 이해하지 못하겠다고 말하곤 하죠."

그 순간 메건의 눈이 붉어지면서 눈물을 흘렸다.

"그야말로 모두에게 민폐죠. 모든 냄새에 진저리치는 저를 보며 사람들은 지어낸 얘기 아니냐고 되물어요. 피부는 늘 벌겋고 가렵고, 두통을 달고 사는 데다, 늘 숨이 차요. 제가 원하는 건 단 하나, 걱정 없이 숨 쉴 수 있는 맑고 깨끗한 공기예요."

유전자 자가진단

GST와 GPX 두 해독 유전자는 비슷한 방식으로 더러워지고 깨끗해진다. 또한 둘 다 해로운 물질을 배출하는 데 절대적으로 필요하다.

앞에서 작성한 클린 목록 1을 통해 여러분의 GST/GPX 유전자 상태가 어떤지 파악했을 것이다. GST/GPX 유전자의 상태를 쉽게 확인할 수 있는 몇 가지 구체적인 사례를 소개한다. 해당하는 항목이 있는지 체크해보자.

현재 불임 상태이거나, 과거 불임으로 고생했다.   □

화학물질과 그 냄새에 예민하다.	☐
사우나나 강도 높은 운동을 하면 기분이 좋아진다.	☐
적절한 식단을 유지하는 데도 체중이 쉽게 는다.	☐
집안 식구 중에 암 환자가 많다.	☐

누구나 더러워진 GST/GPX 유전자를 깨끗하게 되돌릴 수 있다. GST/GPX 유전자가 더러워지면 발생할 수 있는 질환에는 암도 포함되어 있다.

더러워진 GST/GPX 유전자

1장에서 소개했던, 연신 눈물과 콧물을 흘렸던 캐리를 기억할 것이다. 더러워진 GST/GPX 유전자가 어떤 문제를 일으킬 수 있는지 보여주는 좋은 사례다. 냄새에 극도로 예민하고 화학물질에 심한 반응을 보이는 메건도 마찬가지다. 태어날 때부터 더러웠든, 지금 더러운 행동을 하는 것이든, GST/GPX 유전자에 문제가 있다는 것은 유쾌한 일이 못 된다.

GST/GPX 유전자는 앞에서 언급했던 강력한 해독 물질인 글루타티온을 관리하는 데 영향을 준다. 글루타티온은 면역 체계의 든든한 지킴이 역할을 하는 화학물질로 면역 반응을 유발하는 각종 독성물질과 공업용 화학물질을 막아준다. 적절한 수준의 글루타티온을 유지하고 있다면 문제없이 평온한 삶을 살 수 있다.

한눈에 보는 GST/GPX 유전자

주요 기능

· GST 유전자: 글루타티온이 유해한 화학물질을 배출하도록 한다. 이런 유해한 화학물질을 제거하지 않으면 DNA와 세포막, 미토콘드리아, 효소, 단백질 등이 손상될 수 있다.

· GPX 유전자: 글루타티온이 스트레스 반응의 부산물인 과산화수소를 배출할 수 있도록 물로 바꾼다.

더러워진 유전자의 영향

· GST 유전자: 글루타티온을 생체 이물질로 이동시키지 못한다. 이렇게 되면 많은 화학물질에 노출될 때 특히 큰 문제가 된다.

· GPX 유전자: 글루타티온을 이용해 과산화수소를 물로 바꾸는 과정이 효율적으로 진행되지 못한다. 그리고 과산화수소가 너무 많으면 메틸화 사이클도 제대로 진행되지 못한다.

더러워진 유전자의 징조

- GST 유전자: 일반적인 징조로는 화학물질들에 대한 과민성 (울혈, 콧물, 눈물, 기침, 재채기, 피로감, 편두통, 발진, 두드러기, 소화 문제, 불안증, 우울증, 뇌 혼미 같은 반응들을 보일 수 있음), 염증 증가, 고혈압, 과체중/비만 등을 꼽을 수 있다.
- GPX 유전자: 회색 머리카락이나 흰색 머리카락이 빨리 나고 감정 기복이 심해지며, 만성 피로와 기억력 문제, 과민증, 공격성 등이 일반적인 징조들이다.

더러워진 유전자의 잠재력

- GST 유전자: 공업용 화학물질에는 모든 사람이 취약하지만, 몸이 화학물질에 더 취약한 상태가 되었을 경우 더 빨리 문제를 자각할 수 있어 선제적으로 건강을 지킬 수 있다. 또한 GST 유전자가 화학물질들을 쉽게 제거할 수 없어 화학 요법에 더 잘 반응한다.
- GPX 유전자: 과도한 과산화수소 때문에 건강이 안 좋아지면, 보다 빨리 문제를 인지할 수 있어 보다 빨리 대응할 수 있다.

우리는 매일 실내와 바깥 공기, 음식, 물, 샴푸, 로션, 화장품, 조리 기구, 카펫, 매트리스, 가구, 수많은 가정용품과 사무용품 그리고 하루에도 셀 수 없이 접하는 플라스틱에서 각종 공업용 화학물질과 중금속에 노출된다. 특히 플라스틱은 각종 식품용 캔의 안쪽, 은행 ATM 기기나 매장에서 받곤 하는 영수증의 코팅제, 음식 보관과 조리용 기구, 심지어 깨끗하다고 홍보하는 생수를 담는 데도 쓰인다. 일상에서 플라스틱을 피한다는 건 거의 불가능에 가까운 것 같다. 이러한 과정에서 끝없이 독성 물질에 노출되는 것이다.

나는 평소 아주 멀쩡하다가도 갑자기 머리끝까지 화가 치솟곤 한다. 그 때문에 분노에 사로잡혀 이성을 잃지 않으려 늘 애쓴다. 그렇지만 말도 못하게 많은 화학물질이 우리 주변 곳곳에서 쓰이는 현실을 생각하면 화가 나다 못해 미칠 지경이다.

유전자를 더럽혀온 SNP는 인간이 척박한 환경에서 살아남는 데 도움을 주기도 하면서 지구에 존재한 시간만큼 함께하며 진화했다. 그 긴 시간을 보내는 동안 우리의 유전자는 그리 큰 변화를 겪지 않았다. 수많은 화학물질, 가공식품, 유해한 약품, 스트레스가 심한 직업, 출퇴근 때의 정체된 도로, 항생제가 통하지 않는 병원균 등이 우리와 함께한 지 얼마나 되었을까? 아무리 길게 잡아도 불과 150년 정도 되지 않을까? 이 짧은 시간 동안 변해버린 환경, 생활 방식, 음식 등이 우리를 공격하고 있다.

만약 GST/GPX 유전자가 태어날 때부터 더러워져 있었다면, 그렇지 않은 사람보다 화학물질의 좋지 않은 영향을 더 민감하게 감지할 수 있다. 당장은 별것 아닌 것 같아도 내일은 심각한 증상으로 바

더러워진 GST/GPX 유전자와
관련된 질환

알츠하이머병, 루게릭병, 불안증, 자폐증, 암, 화학물질 과민증, 크론병, 우울증, 1형과 2형 당뇨, 습진, 피로, 섬유근육통, 심장병, 고혈압, 청력 상실, 호모시스테인 과다증, 불임, 편두통, 비만, 파킨슨병, 임신 합병증, 건선, 뇌졸중, 궤양성 대장염, 점진적으로 악화되는 시각 장애, 케샨병(셀레늄 결핍으로 인한 심부전), 자가면역질환(그레이브스병, 하시모토병, 다발성 경화증, 류머티스 관절염 등), 만성 감염(간염, 곰팡이 반응, 엡스타인바, 헬리코박터 파일로리, 라임병 등), 정신 질환(우울증, 조울증, 조현병, 강박 장애 등)

뀔 수 있다. 긍정적으로 본다면, 주변 환경을 깨끗하게 정돈해 건강을 지킬 수 있는 기회를 갖는 셈이다.

스트레스의 나비효과 II

8장에서 MAOA 유전자가 스트레스 신경 전달 물질을 제거할 때 부산물로 과산화수소가 만들어진다고 설명했다. 스트레스가 심할수록 과산화수소 수치가 높아지고 과다해지면 머리카락이 하얗게 변하거나 손상될 수도 있다는 것도 살펴보았다.

다행히도 GPX 유전자가 글루타티온을 이용해 과산화수소를 물로 바꿀 수 있다. 이것이 GPX 유전자에 과도한 부담을 안겨 더러워지게 해서는 안 되는 중요한 이유이다. 스트레스를 많이 받을수록 몸은 더 많은 과산화수소를 분비하고, 그만큼 많은 글루타티온이 필요해지기 때문이다.

스트레스를 받으면 많은 사람들은 탄수화물과 설탕 그리고 고지방 음식을 폭식하곤 한다. 그런 음식을 섭취하면 글루타티온이 훨씬 더 빠르게 고갈되어버린다. 이런 일이 반복된다면 어떻게 될까? 스트레스 때문에 과산화수소가 늘어나고, 그 결과 탄수화물에 대한 갈망이 생기고, 과산화수소가 더 늘어난다. 스트레스와 탄수화물 때문에 글루타티온이 고갈되며 건강에 적신호가 켜지는 것이다. 하지만 안타깝게도 스트레스와 탄수화물로 문제가 끝나지 않는다.

바이러스, 세균, 곰팡이, 이스트, 기생충 등에 감염된다면 상황은 훨씬 더 심각해진다. 면역 체계가 감염에 맞서 싸울 때 사용하는 무기 중 하나가 과산화수소이다. 언제든 병이 나거나 만성 감염이 되면 글루타티온이 전부 고갈돼 몸은 손상될 수밖에 없는 것이다.

GST 유전자는 주로 장과 간에서 다양한 형태로 존재하면서 각자 다른 역할을 한다. 장내세균은 각자의 GST 효소를 갖고 있다. 장내세균은 몸에서 이물질을 몰아낼 뿐만 아니라, 화학물질 및 산화 스트레스로부터 지켜주는 역할도 한다.

항산화의 핵심, 글루타티온

주변에서 항산화 물질이 건강에 좋다는 얘기를 들어보았을 것이다. 여기서는 글루타티온이 중요한 항산화 물질이라는 점을 살펴보려 한다. 그렇다면 항산화 물질이란 대체 무엇이고, 산화는 왜 나쁜 영향을 주는 것일까?

인간은 산소를 연료로 태워 에너지를 얻는다. 이 산소는 세포에 에너지를 공급하는 미토콘드리아가 가지고 있던 것이다. 이 과정에서 미토콘드리아는 주요 에너지 운반체인 ATP adenosine triphosphate, 아데노신3인산을 만든다. 문제는 산소를 태울 때 활성 산소 같은 유해한 부산물이 대거 생성된다는 점이다. 미토콘드리아는 '산화 스트레스'의 근원인 이런 부산물로부터 자신을 지키기 위해 많은 글루타티온을 필요로 한다. 충분한 글루타티온이 공급되지 않으면 미토콘드리아가 손상되어 적정량의 ATP를 만들 수 없다. 결국 세포가 필요한 에너지를 확보하지 못해 여러 질환에 걸린다.

글루타티온이 정상적으로 활동하는 것을 방해하는 대표적인 행동으로 과식, 설탕이나 해로운 지방 같은 염증 유발 음식 섭취가 있다. 특히 과식을 하면 염증성 화합물인 메틸글리옥살methylglyoxal을 생성한다. 이 화합물은 당뇨 환자, 저탄수화물 고지방 식단을 유지하는 케토제닉 다이어트를 하는 사람에서도 수치가 높게 나타난다. 몸 상태가 좋다면, 글루타티온이 메틸글리옥살을 무해한 젖산으로 바꿀 수 있어 큰 문제가 되지 않을 수 있다.

다음은 글루타티온에 크게 영향을 받는 주요 요소들이다.

체중

몸속에 공업용 화학물질과 독소가 늘어나고 산화 스트레스가 쌓이면 체중이 쉽게 는다. 이런 것들과 체중 변화의 연관성을 쉽게 이해하기 어려울 수 있겠지만, 생각보다 간단하다. 유전자에게 몸에 해로운 물질을 처리하라는 부담을 지우지 않는다면 글루타티온이 급격히 고갈될 가능성도 줄어든다. 그 결과 적절한 체중을 유지하는 것이 훨씬 수월해진다. 나는 그동안 화학물질에 대한 노출을 줄이는 것만으로 체중 감량에 성공한 사례를 많이 보았다. 좀 더 자세히 살펴보자.

세포와 유전자는 우리가 먹는 음식의 맛이나 포만감에는 전혀 관심이 없다. 그저 몸에 필요한 에너지를 얻을 수 있는 연료로 볼 뿐이다. 몸속 미토콘드리아가 섭취한 칼로리를 잘 태워야 최적의 체중을 유지할 수 있다. 만약 글루타티온 수치가 낮아지면 미토콘드리아가 제대로 기능하지 못한다. 만약 이런 경우 타지 않고 남은 연료는 어디로 가게 될까? 바로 허리둘레가 1인치씩 늘어나는 데 쓰인다. 그러니 미토콘드리아가 열심히 일할 수 있도록 글루타티온을 충분히 공급해야 하는 것이다.

비타민 B12

비타민 B12는 빈혈 예방과 세포에 산소를 공급하고 신경 손상을 막는 역할을 한다. 하지만 비타민 B12를 섭취하는 것만으로 충분치 않다. 비타민 B12를 세포 안으로 옮길 단백질 운반체가 필요하다. 바로 글루타티온이 비타민 B12와 단백질 운반체를 연결하는 역할을 한다. 아무리 비타민 B12 보조제를 많이 복용해도 글루타티온 수치가 낮으면 부족 현상은 사라지지 않는다.

메틸화 사이클

앞서 살펴본 대로 메틸화 사이클의 성공은 글루타티온이 좌우한다. 과산화수소 수치가 높아지고 해로운 화학물질이 쌓이면 메틸화 사이클이 멈춰버린다. GST/GPX 유전자가 더러워져도 메틸화 사이클이 제대로 작동할 수 없다.

뇌

뇌에서 도파민과 세로토닌이 분비되려면 글루타티온이 필요하다. 글루타티온 수치 낮아지면 루게릭병, 조울증, 약물 중독, 강박 장애, 자폐증, 조현병, 알츠하이머병 등 정신 및 신경 질환에 걸릴 가능성이 높아진다.

심장

산화질소는 건강한 심장과 혈관에 꼭 필요한 화합물이다. 글루타티온 수치가 떨어지면 산화질소를 만드는 능력 또한 저하된다. 결국 심장과 혈관이 제대로 기능하지 못하고 만다. 이 때문에 글루타티온을 심장 건강의 열쇠라고 부른다.

면역 체계

글루타티온은 면역 체계가 감염에 대응할 때 필요한 산화질소를 만들어내 효과적으로 대응하도록 지원한다. 면역 체계가 산화질소를 충분히 공급받지 못하면 감염이 아닌 자기 몸에 맞서 싸우는 자가 면역 증상이 일어나고 염증이 생긴다.

글루타티온과 황의 균형

우리 몸은 혈류, 관절, 장 내벽 수선, 호르몬과 신경 전달 물질의 제거 등을 위해 많은 양의 황을 필요로 한다. 또한 황은 글루타티온 생성에도 쓰인다. 황은 주로 시스테인이 풍부한 음식, 식이 단백질, 십자화과 채소 등을 통해 얻을 수 있다.

황이 잘 받지 않는 사람도 있다. 이런 사람은 과도하게 황화수소를 생성하는 장내 미생물을 가지고 있을 가능성이 크다. 만약 겨드랑이, 숨결, 대변, 방귀에서 썩은 달걀 냄새가 난다면 황화수소 수치가 높아져 있을 가능성이 있다. 의도하지 않게 대변 실수를 하는 것도 황화수소 수치가 높을 경우 발생한다.

만약 이런 증상이 있다면 브로콜리, 브루셀 스프라우트, 양배추, 콜리플라워, 케일 같은 황 함유량이 높은 십자화과 채소 섭취를 줄여야 한다. 또한 메틸설포닐메탄methyl sulfonyl methane, MSM이나 N-아세틸 시스테인N-acetyl cysteine, NAC 같은 황 보조제 복용도 중단해야 한다. 상황에 따라서는 CDSAcomprehensive digestive stool analysis, 종합 소화 대변 분석 검사로 장내 미생물 상태를 체크하는 것이 필요할 수도 있다.

황 알레르기의 원인이 무엇이든, 식단에서 황을 제거한다고 모든 문제가 해결되지는 않는다.

재닛은 만성 두통, 현기증, 전신 통증, 코피 같은 증상들이 있는데다 식사를 하면 심한 불쾌감을 느껴 고생하고 있었다. 원인을 파악하기 위해 그의 식단과 복용 중인 보조제를 확인했다. 당시 그는 고단백 다이어트 중이었다. 관절 통증과 장 문제 때문에 메틸설포닐메탄 황 보조제를 복용하면서 낮은 글루타티온 수치를 끌어올리기 위해 N-아세틸 시스테인 황 보조제도 복용하고 있었다. 결과적으로 황 과다 섭취 상태였다.

황이 함유된 보조제 복용을 중단하고 단백질 섭취를 줄여 황 수치를 낮추자 재닛의 증상이 싹 사라졌다. 그렇게 헤어지고 2개월이 지나 다시 나를 찾아왔다.

"도저히 숨을 쉴 수가 없어요! 엉망이에요. 더 악화되고 있고요."

재닛의 증상은 황 수치가 너무 낮을 때 생기는 현상이었다. 호흡을 하기 위해서는 폐에 적정량의 황화수소가 공급되어야 하기 때문이다. 그는 요요 현상을 겪고 있었다. 황이 적게 포함된 식단이 계속되면서 몸은 필요한 황을 더 끌어오기 위해 글루타티온을 사용했고, 결국 글루타티온 수치가 낮아진 것이다.

재닛에게 새로운 식단을 권하면서 12장 '기본 클린 프로그램'에서 자세히 보게 될 '펄스법pulse method'(223쪽)을 알려주었다. 이 방법을 활용하면 언제 보조제를 섭취해야 하는지 적절한 시점을 알 수 있을 뿐만 아니라 보조제 섭취를 줄이거나 끊을 시점도 알 수 있다.

이틀 후 재닛에게서 연락이 왔다.

"마술 같아요! 펄스법을 사용했더니 숨 쉬는 게 편해졌어요. 이제는 필요한 식단과 보조제 양을 조절할 수 있게 됐어요."

아황산염 과민증

아황산염은 일부 음식에서 자연적으로 생겨나는 황 화합물로 항산화 및 방부 기능을 위해 와인이나 말린 과일 등에 첨가되기도 한다. 아황산염에 민감한 반응을 경험한 사람은 아황산염이 알레르기를 유발하는 항원이므로 피하는 것이 좋다. 사실 과민증 여부를 떠나 아황산염은 몸에서 제거해야 하는 물질이다. 몸속에 아황산염이 축적되면 천식 같은 건강 문제가 발생할 수 있기 때문이다.

잠시 SUOX 유전자에 대해 알아보자. 이 책에서 집중적으로 다루는 유전자는 아니지만, 해독과 관련한 중요 유전자이므로 간단히 살펴보려 한다.

무엇이 GST/GPX 유전자를 더럽히는가?

공업용 화학물질, 중금속, 세균 독소, 각종 플라스틱, 스트레스, 비타민 B2·셀레늄·시스테인 부족.

SUOX 유전자는 식이 미네랄인 몰리브덴molybdenum을 이용해 아황산염을 제거하는 역할을 한다. 만약 단백질 함유량이 높은 음식을 먹으면서 황 함유량이 높은 보조제를 복용하면 SUOX 유전자에게 부담이 된다. 바로 재닛에게 일어났던 일이다.

GST/GPX 유전자에 필요한 주요 영양소

GST/GPX 유전자는 글루타티온을 제거해야 할 화학물질과 화합물 쪽으로 이동시키기도 한다. 항산화 물질인 글루타티온 생성을 위해서는 시스테인이 필요한데 많은 사람들이 시스테인 부족 상태에 있다. 또한 손상된 글루타티온을 사용 가능한 형태로 바꾸려면 비타민 B2가 필요하다. 비타민 B2가 부족하면 손상된 글루타티온이 그대로 세포에 남아 더 심하게 손상되기 때문이다. GPX 유전자는 미량 미네랄인 셀레늄을 필요로 한다. 각 영양소는 아래 식품을 통해 얻을 수 있다.

시스테인: 붉은 고기, 해바라기씨, 닭고기, 칠면조고기, 달걀, 브로콜리, 양배추, 콜리플라워, 아스파라거스, 아티초크, 양파.

비타민 B2: 간, 양고기, 버섯, 시금치, 아몬드, 자연산 연어, 달걀.

셀레늄: 브라질 너트, 참치, 광어, 정어리, 소고기, 간, 닭고기, 현미, 달걀.

깨끗한 GST/GPX 유전자를 위한 팁

메건에게는 이물질, 활성 산소, 설탕, 지방, 단백질에 많이 노출될수록 글루타티온이 더 많이 필요해질 것이라고 강조했다. 글루타티온을 만들고 손상된 글루타티온을 재생하는 것은 많은 유전자와 효소가 필요한 힘겨운 과정이다. 주변 환경을 깨끗하게 하고, 식단을 건강하게 바꾸는 것이 첫걸음이었다.

메건이 유전자를 깨끗하게 되돌릴 때 사용한 방법을 소개한다.

- **섬유질을 많이 섭취하라.** 장내세균은 섬유질을 좋아한다. 몸이 소화하지 못하는 섬유질을 먹어치워 해독 작용을 돕는다. 섬유질은 해독 효소의 생성에 도움을 주고 생체 이물질에 붙어 대변으로 배출되도록 한다. 만약 소장 내 세균 과잉 증식 증상이 있다면 섬유질을 더 섭취하면 안 된다. 증상을 해결이 우선이다.

- **주변 환경을 깨끗하게 만들라.** 여러분이 무언가를 먹고 마시고 호흡하고 만질 때마다 온갖 화학물질로 인해 몸에 부담이 된다. 유해한 화학물질에 대한 노출을 줄일수록 몸은 해독에 대한 부담을 덜 수 있다. 해독에 쓰일 글루타티온도 필요하지 않게 되면 GST/GPX 유전자는 한숨 돌릴 수 있다. 태어날 때부터 더러웠던 데다가 이미 제 기능도 못하고 있는 GST/GPX 유전자가 과도한 부담을 떠안는 것을 원치 않을 것이다.

- **곰팡이 검사를 해보라.** 음식, 공기, 물, 각종 제품을 깨끗하게 해도 증상이 계속된다면 집, 직장, 자동차 그리고 하루 중 많은 시간

을 보내는 장소를 대상으로 환경 검사 전문 업체에 의뢰해 곰팡이 검사를 해볼 것을 권한다.

- **땀을 흘려라.** 몸은 호흡, 소변, 대변, 땀을 통해 해독을 한다. 누구나 호흡을 하고 매일 소변을 볼 테니 이 2가지는 큰 문제가 되지 않는다. 대변은 섬유질을 충분히 먹으면 불편함을 느끼지 않을 것이다. 그렇다면 이제 남은 것은 땀이다. 매주 적어도 2회 정도 충분히 땀을 흘릴 필요가 있다. 구체적인 방법으로는 사우나, 엡솜 epsom 소금욕(마그네슘이 풍부한 소금으로 입욕제로 사용하면 혈액순환과 피로회복에 도움이 된다.-역자), 격한 운동, 핫 요가 등이 있고 성관계도 방법 중 하나다. 활력을 충전하면서 땀을 흘릴 수 있는 방법은 얼마든지 있다. 사우나를 선택했다면 낮은 온도에서 천천히 땀을 흘리는 것이 좋다. 다른 방법도 마찬가지로 지나치게 짧은 시간에 많은 땀을 흘리지 않도록 주의한다. 더운 기후에 살고 있는 경우처럼 평소에 이미 많은 땀을 흘리고 있다면 굳이 위의 방법을 사용하지 않아도 된다.

- **현실을 알라.** 다른 사람과 달리 화학물질에 민감하다는 것을 깨달았다면 최대한 피하도록 한다. 화학물질의 영향을 직접 체험하지 못한 다른 사람들은 그것이 얼마나 나쁜 영향을 주는지 아무리 설명해도 이해하지 못할 수 있다. 이해하지 못하고 믿지 못하는 가족과 친구를 설득하는 건 무척 힘들 수 있다. 나 스스로를 믿는 것이 가장 중요한 첫 걸음이다.

- **브로콜리 싹과 무 싹을 길러라.** 미리 경고하지만, 맛이 아주 강하다. 하지만 부족한 글루타티온을 보충하는 데 큰 도움이 된다. 먹을

때는 브로콜리 싹과 무 싹을 섞어 먹는 것이 좋다. 브로콜리의 경우 싹이 나고 3일 후에 먹는 것이 가장 좋다.

캐리는 GST 유전자를 깨끗이 되돌려 큰 효과를 봤다. 메건 또한 GST/GPX 유전자를 깨끗하게 되돌려 건강이 아주 좋아졌다.

메건은 독성이 있는 화학물질에 노출되는 것을 피하려 많은 애를 썼지만, 그것만으로는 충분하지 않았다. 호흡, 소변, 대변, 땀에는 신경을 쓰지 않았던 것이다. 부족한 부분을 보완하기 위해 깨끗한 공기를 마시고, 섬유질을 더 많이 먹으면서, 규칙적으로 변을 보았다. 그리고 주 2회 사우나를 시작했다.

이후 그녀를 다시 만났을 때 "온몸에서 독소가 빠져나가는 게 느껴져요. 정말 최고예요"라고 말하며 만족해하고 있었다.

메건은 유전자 클린 프로그램의 지침대로 숙면을 취하고 스트레스를 적절히 해소하면서 많은 도움을 받았다. 이런 조치 덕분에 모든 유전자가 부담을 덜 수 있었고, 더러웠던 GST/GPX 유전자도 제 기능을 되찾으면서 증상이 사라진 것이다.

앞에서 많은 이탈리아인이 더러워진 MTHFR 유전자를 갖고 있으면서도 보조제나 약 없이 건강을 유지하고 있다고 했던 것을 기억하는가? 더러워진 GST/GPX 유전자를 갖고 있는 사람도 마찬가지이다. 올바른 식단과 적절한 운동 습관을 유지하면서 숙면을 취하고, 독성 물질을 피하고, 스트레스를 해소하는 것이 가장 중요하다. 장담컨대 분명 여러분에게도 효과가 있을 것이다.

10

혈관 건강의 열쇠, NOS3 유전자

큰 체격의 건장한 남성인 루디는 건설 분야에서 일을 했었다. 몇 번의 사고를 겪으면서 일찍 퇴직을 할 수밖에 없었다. 퇴직 후 예전에 비해 활동량이 급격히 줄자 혈압이 서서히 오르기 시작했다. 아주 가끔씩 겪던 편두통도 매주 1번 이상 경험하고 있다.

루디는 더러워진 NOS3 유전자를 갖고 있었다. 이 유전자는 주로 심혈관과 편두통과 관계가 깊다. 그는 1장에 소개한 자말와 마찬가지로 심혈관 질환이 집안 내력이라는 것에 특히 신경 쓰는 것 같았다. 할아버지는 심장마비로 돌아가셨고, 아버지는 고혈압으로 고생했으며, 삼촌 중에는 뇌졸중으로 돌아가신 분도 있었다. 그에게 유전자를 깨끗이 되돌리면 유전적 운명을 바꿀 수 있다고 말하며 안심시켰다.

NOS3 유전자는 혈관을 확장시키는 물질인 산화질소 생성에 주도적인 역할을 한다. NOS3 유전자가 더러워지면 산화질소 생성에 문제가 생겨 혈관이 위축되고 혈액을 타고 순환해야 하는 산소가 제대로 공급되지 못해 세포가 손상된다.

심장은 몸의 어떤 장기보다도 많은 산소를 사용한다. 가만히 앉아 편히 쉴 때도 마찬가지다. 혈관 문제로 심장에 필요한 산소가 원활히 공급되지 않으면 많은 세포가 손상되고 그 정도가 심해지면 협심증이나 심장마비가 나타난다. 심장 다음으로 산소를 많이 쓰는 장기는 뇌다. 뇌 세포가 충분한 산소를 공급받지 못해 너무 많은 뇌 세포가 손상되면 편두통을 앓거나 심한 경우 뇌 손상을 입는다.

나는 현재 루디의 혈관이 적절히 확장되어 있지 않아 충분한 혈액 공급이 되지 않고 있는 상황을 바꾸는 것이 급선무라고 설명했다.

산화질소 수치가 낮아지면 혈소판이 끈적끈적해지는 현상이 흔히 발생한다. 끈적끈적해진 혈소판이 서로 들러붙으면 혈액이 응고된다. 은밀하고 천천히 일어나는 이런 현상은 루디의 삼촌이 세상을 떠나게 된 뇌졸중의 원인이기도 하다.

유전자를 깨끗하게 되돌리지 않을 경우 발생할 수 있는 안 좋은 가능성에 대해 설명이 계속되자 루디는 충격을 받은 듯했다.

더러워진 NOS3 유전자를 갖고 있으면 새로운 혈관을 만드는 속도 또한 느려진다. 만약 뭔가에 베이거나 깊게 긁히면 상처를 치유하기 위한 영양소와 산소를 운반할 추가 혈관을 만들어야 하지만, 그 속도가 더뎌서 치유도 훨씬 오래 걸린다. 이 설명을 들은 루디는 예전 사건이 떠올랐다고 했다.

"전에 일을 하다가 깊은 상처가 난 적이 몇 번 있었는데, 그때 의사는 다 낫는 데 시간이 좀 걸릴 것 같다고 했었어요. 그런데 고혈압은 어떻게 된 거죠? 제 NOS3 유전자와 고혈압은 무슨 관계가 있는 건가요?"

혈관이 제대로 확장되지 않으면 그 속을 흐르는 혈액이 혈관벽에 높은 압력을 준다. 건강이 좋을 때도 이런 일은 일어나곤 하는데, 이렇게 정확한 원인을 알 수 없는 체질적인 고혈압을 '본태성 고혈압'이라 한다. 루디가 직장에 다닐 때는 많은 활동량으로 몸에 산소가 많이 공급되어 혈관 확장은 물론 더러워진 NOS3 유전자에도 도움이 되었다. 그러다 퇴직과 함께 활동량이 줄어들며 더러워진 NOS3 유전자가 본 모습을 드러내고 있었던 것이다.

유전학적으로 심혈관 질환에 걸릴 가능성이 높다면 그야말로 목숨이 위험한 일이지만 꼭 그런 것만도 아니다. 올바른 식단과 적절한 보조제 복용, 생활 방식의 변화로 모든 걸 바꿔놓을 수 있으니 말이다.

루디의 사례에서 본 것처럼 NOS3 유전자는 심장과 방대한 순환계의 건강을 유지하는 역할을 한다. 이것은 순환계와 관계된 모든 장기에도 영향을 주는 만큼 필수불가결한 유전자라고 할 수 있다.

심혈관 질환 발병 위험도를 판단하는 것과 관련해 흥미로운 사실이 하나 있다. 위험도를 판단하는 요소 중에는 바로 우울증이 포함되어 있다. 우울증이 도파민 및 세로토닌 수치 저하와 의미 있는 관계를 보이는 경우가 많기 때문이다. 앞서 언급한 대로 도파민은 활력을 불어넣어 각종 어려움에 맞설 수 있게 해주고, 롤러코스터를 타거나 사랑에 빠지는 일처럼 스릴 넘치는 일을 즐길 수 있게 해준다. 세로토닌은 낙천주의와 평온함과 자신감을 뒷받침해주는 신경 전달 물질이다.

화학물질은 NOS3 유전자를 더럽히는 주범 중 하나이다. 화학물질이 순환계에 미치는 영향은 바로 느낄 수 없지만, 기분 변화는 그보다 빨리 느낄 수 있다. 만약 어떤 화학물질에 노출된다면 여러분의 기분에 영향을 주는지 주의 깊게 살펴보자. 기분 변화에 영향을 준다면, NOS3 유전자와 뇌가 상호 교류하는 것을 목격하는 셈이다.

유전자 자가진단

고혈압, 심혈관 질환, 우울증이 더러워진 NOS3 유전자와 관련이 있다는 것을 살펴보았다. 이번에는 NOS3 유전자와 당뇨병 합병증과의 관계에 대해서도 살펴보자.

당뇨병에 걸리면 다리의 체온이 떨어지고 궤양이 생기기도 한다. 심해지면 발가락을 절단해야 하거나 시력을 잃을 수도 있다. 이 모든 상황은 산화질소 부족으로 시작된 혈류 문제로 필요한 영양소와 산소가 제대로 공급되지 못했기 때문이다.

당뇨병에 걸리면 혈액 내 인슐린 수치가 높은 상태를 유지한다. 인슐린의 역할 중 하나가 NOS3 유전자가 산화질소를 만들도록 유도하는 것이다. 건강한 사람에게는 좋은 현상이지만, 당뇨병에 걸리면 깨끗했던 NOS3 유전자도 더러워진다. 더러워진 NOS3 유전자는 산화질소가 아닌, 위험한 활성산소 중 하나인 초산화물superoxide을 생성한다. 이 물질은 몸속에서 온갖 혼란을 일으키는데, 당뇨병 합병증이 그중 하나다.

NOS3 유전자로 인해 발생할 수 있는 또 다른 질환은 선천적 결손증이다. 임신 중 태아는 아주 빠른 속도로 성장한다. 여기에 맞춰 태아의 세포와 조직 발달에 필요한 영양소를 제때 공급해줄 새로운 혈관을 빠르게 만들어야 한다. 만일 NOS3 유전자 문제로 혈관 생성 능력이 저하되면 선천성 심장 결함을 갖게 되는데 인간의 경우 선천적 결손증이 된다.

앞에서 작성한 클린 목록 1을 통해 여러분의 NOS3 유전자 상태가 어떤 상태인지 알게 되었을 것이다. NOS3 유전자의 상태를 쉽게 확인할 수 있는 몇 가지 구체적인 사례를 소개한다. 해당하는 항목이 있는지 체크해보자.

고혈압이 있다. ☐

집안에 고혈압 환자가 많다. ☐

심장마비를 경험한 적이 있다. ☐

집안에 심장마비는 흔한 병력이다. ☐

집안에 뇌졸중 환자가 많다. ☐

종종 손발이 차가워진다. ☐

당뇨병 때문에 순환계 질환을 앓고 있다. ☐

임신했을 때 임신중독증 진단을 받았다. ☐

집안에 죽상동맥경화증 환자가 많다. ☐

코로 숨쉬기 힘들어 입으로 숨을 쉰다. ☐

한눈에 보는 NOS3 유전자

주요 기능

심장 건강의 중요한 요소인 산화질소의 생성과 혈류, 혈관 형성에도 영향을 준다.

더러워진 NOS3 유전자의 영향

더러워진 NOS3 유전자를 갖고 있으면 산화질소를 제대로 만들지 못한다. 그 결과 혈관이 충분히 확장되지 못해 혈전이 생길 수 있다.

더러워진 NOS3 유전자의 징조

일반적인 징조로는 협심증, 불안 장애, 찬 손발, 우울증, 심장 마비, 발기부전, 고혈압, 편두통, 구강 호흡, 코 막힘, 상처의 더딘 치유 등.

더러워진 NOS3 유전자의 잠재적 장점

혈관 형성이 늦어져 암 세포 성장을 늦출 수 있다.

더러워진 NOS3 유전자

코막힘과 콧물

코막힘이나 콧물 증상이 있는 사람은 고혈압일 가능성이 높다고 알려져 있다. 충분한 산소가 공급되지 못하면 NOS3 유전자가 더러워질 수 있기 때문이다. 그렇다고 코막힘 증상이 나타나면 약국에서 막힌 코를 뚫어주는 약을 사야 한다는 뜻은 아니다. 그보다는 문제의 근원을 찾아내 제거하는 게 더 나을 것이다.

코막힘이나 콧물 증상은 더러워진 DAO 유전자 혹은 유제품 알레르기 반응이거나 다른 음식이나 환경에 대한 예민함 때문일 수도 있다. 어쩌면 더러워진 NOS3 유전자가 범인일 수도 있다. 낮아진 산화질소 수치가 코막힘을 유발하기 때문이다. 중요한 것은, 이런 사소한 호흡 문제가 고혈압으로 연결되지 않도록 주의하는 것이다.

찬 손과 발

평소 손과 발이 찬 사람이 있다. 이런 사람은 NOS3 유전자가 더러워져 있을 가능성이 높다. 혈액이 손과 발끝까지 도달하지 않는다는 건 혈관이 좁아져 있다는 뜻이기 때문이다. 더러워진 NOS3 유전자를 깨끗하게 하면 효과를 볼 수 있다.

구강 호흡

입으로 숨을 쉬는 것은 아주 비효율적인 호흡법으로 산소 수치를 낮춰 NOS3 유전자를 더럽게 만든다.

구강 호흡을 하는 여러 이유 중 가장 먼저 떠오르는 것은 아마 코막힘일 것이다. 집 안에 곰팡이가 있는지 살펴보고 음식 알레르기 검사를 통해 DAO 유전자를 깨끗하게 할 것을 권한다. NOS3 유전자를 깨끗하게 하는 것도 코막힘을 해결할 수 있는 방법 중 하나다.

머리뼈 속 코 안쪽으로 이어지는 구멍인 부비강이 물혹으로 막혔을 때도 구강 호흡을 한다. 코로 들어오는 공기가 고르지 않다고 느껴지면 이런 상황일 가능성이 높다. 물혹은 수술로 제거할 수 있지만, 원인이 되는 알레르기를 해결하지 않는다면 언제든 재발할 수 있다.

콧구멍을 둘로 나누는 비중격이 휘어진 상태를 뜻하는 비중격 만곡증도 구강 호흡을 유발한다. 이 문제는 부비강을 통해 두개골 판들을 조정하는 NCR기법이 가장 효과적인 비수술적 방법이다.

구강 호흡의 또 다른 원인은 얼굴 구조와 관련이 있다. 주변에서 흔히 볼 수 있는 혀유착증은 혀와 입 바닥 연결 문제로 얼굴 구조까지 바뀌어 구강 호흡을 한다. 만일 자녀가 구강 호흡을 하거나 음식 또는 알약을 삼키는 데 어려움을 보인다면 혀유착증일 가능성이 있다. 혀유착증은 눈으로 확인하기 쉬운 전면 혀유착증과 눈으로 확인하기 어려운 후면 혀유착증 등 여러 유형이 있다.

혀유착증은 태아 때 바로잡는 것이 가장 이상적이지만 성인이 되어도 바로잡을 수 있으니 적극적으로 병원을 찾도록 하자.

오염, 흡연 그리고 스트레스

NOS3 유전자는 BH4 tetrahydrobiopterin, 테트라하이드로비옵테린이라는 화합물을 필요로 한다. 몸이 공업용 화학물질이나 담배의 니코틴 또는

더러워진 NOS3 유전자와 관련된 질환

NOS3 유전자는 무려 400종 이상의 질환과 관련이 있는 걸로 알려져 있다. 그중 가장 관련성이 높은 질환을 소개한다.

알츠하이머병, 협심증, 천식, 죽상동맥경화증, 조울증, 뇌 허혈증, 유방암, 심혈관 질환, 경동맥 질환, 만성 코막힘, 관상동맥 질환, 우울증, 1형과 2형 당뇨병, 당뇨병성 신장 질환, 당뇨 망막병증, 고혈압, 좌심실 비대증, 염증, 만성 신부전, 대상 증후군(또는 X 증후군), 습관성 유산, 심근경색증, 루게릭병을 비롯한 신경 질환, 비만, 전자간증, 전립선암, 폐고혈압, 조현병, 수면 무호흡증, 코골이, 뇌졸중, 발기부전(때로는 심혈관계 질환의 초기 징후가 된다).

스트레스의 영향을 받으면 BH4 수치가 낮아진다. BH4가 부족해지면 NOS3 유전자가 산화질소를 생성하지 못하고 앞에서 당뇨병 합병증의 원인으로 언급했던 위험한 활성 산소인 초산화물을 생성한다. 당뇨병 환자가 아니더라도 BH4 부족은 NOS3 유전자 문제로 이어져 심혈관 질환 등에 걸릴 가능성을 높인다.

신경 질환

기분 장애가 오래 지속되면 파킨슨, 루게릭, 발작 같은 신경 질환으로 발전할 수 있다. 우울증이 심혈관 질환과 관련이 있듯, 감정 관련 질환은 신경 질환과 관련되어 있다. BH4 수치가 계속 낮아져 초산화물이 생성되면 신경계를 지휘하는 뇌는 조금씩 손상된다. 문제가 커지는 것을 막기 위해서라도 작은 징후도 최대한 빠르게 알아차리고 대처해야 한다.

여성이 알아야 할 NOS3 유전자의 영향

더러워진 NOS3 유전자는 특히 임신을 하거나 폐경기가 지난 여성에게 문제가 될 수 있다. 그 이유를 자세히 살펴보자.

임신한 여성

임산부는 에스트로겐과 산화질소 수치가 높아진다. 에스트로겐은 NOS3 유전자가 더 활발히 활동하도록 자극한다. 그 결과 산화질소가 더 많이 생성되어 혈관에서 혈액이 응고되는 것을 막고 혈액이 태아에게 흘러가는 것을 용이하게 해준다.

NOS3 유전자가 더러워진 채 임신을 하면 습관성 유산이나 선천적 결손증, 임신중독증 등의 발생 가능성이 높아진다. 임신을 계획하고 있다면 NOS3 유전자가 필요로 하는 것을 미리 점검할 것을 권한다.

폐경 후 여성

폐경 후의 여성은 고혈압, 뇌졸중, 심장마비 등 모든 형태의 심혈관 질환의 발생 가능성이 급격히 높아진다. 폐경 후에는 NOS3 유전자가 산화질소를 생성하도록 유도할 에스트로겐 수치가 떨어지기 때문이다.

스타틴을 멀리하라

스타틴 statin 계열 콜레스테롤 저하제는 산화질소 생성을 촉진시켜 NOS3 유전자를 돕는다. 이 약물군은 미국에서 가장 많이 처방되는 것 중 하나이다. 나는 우리 몸이 스스로 해결할 수 있는 문제를 약물로 해결하는 것에 회의적이다. 게다가 스타틴은 다음과 같은 심각한 부작용을 유발하는 것으로도 알려져 있다. 복부 경련 또는 복통, 복부 팽창, 변비, 설사, 어지럼증, 졸림, 두통, 근육통, 근력 저하, 근육 압통, 구역질 또는 구토, 발진, 피부 홍조, 수면 문제 등이 그것이다.

특히 노령자가 스타틴을 복용하면 기억 문제, 정신착란, 혈당 증가, 2형 당뇨병 등 훨씬 더 심각한 부작용이 나타날 수도 있다.

이 모든 것을 감안하면 스타틴 대신 다른 방법을 찾는 것이 더 낫지 않을까? 게다가 NOS3 유전자가 더러워져 있다면 스타틴으로도 그리 좋은 효과를 기대할 수 없다.

구세주 니트로글리세린

깨끗한 NOS3 유전자는 몸에서 필요로 하는 산화질소를 생성하는 데 무리가 없다. 보통 NOS3 유전자가 제 기능을 하지 못할 경우 의사는 니트로글리세린을 처방한다. 니트로글리세린은 혈액 흐름을 원활히 해주는 화합물인 산화질소의 분비를 촉진해 세포가 원하는 산소와 각종 영양소를 공급받을 수 있게 돕는다.

액션 영화를 보면 간혹 위험에 빠진 긴박한 상황에서 주인공이 폭탄을 직접 만드는 것을 볼 수 있다. 그때 흔히 사용하는 재료가 니트로글리세린이다. 영화에서 주인공을 구해주는 니트로글리세린은 심장 질환과 관련한 응급 상황에서 단기적으로 사용한다면 여러분의 목숨을 구해줄 구세주가 될 수 있지만, 장기간 사용하는 것은 권하고 싶지 않다.

어떤 사람은 니트로글리세린에 아무런 반응을 보이지 않기도 한다. 내성이 생겼기 때문이다. 이런 현상은 더러워진 NOS3 유전자 때문이다. 더러워진 정도가 심하지 않으면 니트로글리세린이 도움이 되지만, 심하게 더러워져 있다면 니트로글리세린 복용량을 늘린다고 해도 충분한 양의 산화질소를 얻을 수 없다. 흡연자가 니트로글리세린을 복용해도 별 효과를 보지 못하는 이유이기도 하다.

보조제로 완벽하게 해결할 수 없다

심장 질환 치료에는 동물성 단백질과 식물성 단백질에 함유된 아미노산인 아르지닌이라는 화합물도 니트로글리세린만큼 많이 쓰인다. 아르지닌은 NOS3 유전자를 깨끗하게 되돌리는 데 도움이 되지만, 니트로글리세린과 달리 더러워진 NOS3 유전자를 갖고 있을 경우 효과가 없을 수도 있다. 실제로 NOS3 유전자가 '분리uncoupling'되었다면 니트로글리세린도, 아르지닌도 심장 문제를 더 악화시킬 수 있다.

'NOS3 유전자가 분리되었다'는 뜻은 아르지닌과 BH4가 부족한 상태의 NOS3 유전자를 말하는 것이다. 이런 NOS3 유전자는 혈관이 이용할 수 있는 산화질소를 만드는 게 아니라, 아주 위험한 초산화물을 만든다. 공업용 화학물질들은 BH4를 손상시키는 걸로 알려져 있다. 아르지닌은 어떤 상황에서 부족해지는 것일까?

아르지닌은 NOS3 유전자를 지원하는 것 외에도 다른 여러 목적으로 쓰인다. 염증이 생겼을 때 유전자는 평소보다 많은 아르지닌을 필요로 한다. NOS3 유전자를 비롯한 유전자들은 부족한 아르지닌을 다른 유전자로부터 뺏어오지만, 아르지닌이 점점 더 부족해지다보면 NOS3 유전자는 산화질소 생성을 중단하고 초산화물을 만들어내기 시작한다. 이 초산화물은 BH4를 손상시켜 BH4마저 부족해지는 결과를 초래한다. 아르지닌에 BH4까지 부족해지면 이미 더러웠던 NOS3 유전자는 훨씬 더 많은 초산화물을 생성한다. 결국 그렇잖아도 더러웠던 NOS3 유전자는 훨씬 더 더러워지고 만다.

안타깝게도 이걸로 끝이 아니라는 듯 장내 특정 세균은 필요한 아

백해무익한 인공 엽산

앞서 우리는 인공 엽산이 MTHFR 유전자와 메틸화 사이클에 얼마나 안 좋은 영향을 주는지 살펴보았다. 인공 엽산은 NOS3 유전자에도 결코 도움이 되지 않는다.

NOS3 유전자는 NADPH 니코틴아마이드 아데닌 디뉴클레오티드 인산의 환원형이라는 화합물을 사용한다. 문제는 인공 엽산도 이 화합물을 사용한다는 점이다. 인공 엽산 섭취량이 늘어날수록 NOS3 유전자에 쓰일 NADPH가 부족해진다. 게다가 인공 엽산 수치가 올라갈수록 BH4 수치는 떨어진다. 잊지 말라. 우리 몸은 인공 엽산을 처리하도록 설계되어 있지 않다.

르지닌을 NOS3 유전자에게서 뺏어간다. 장내 미생물 검사를 한 번쯤 받아봐야 하는 이유이다.

이쯤 되면 '아르지닌 보조제만 복용하면 되는 거 아니야?'라고 생각할 수도 있지만, 밑 빠진 독에 물 붓기와 다름 없다.

NOS3 유전자는 아르지닌과 BH4 모두 필요하다. BH4는 아주 예민해서 유전자 속에 아주 작은 문제만 있어도 거부 반응을 보인다. BH4 수치가 떨어지는 상황에서 아르지닌을 섭취하면 초산화물만 생성하게 돼 결과적으로 상황만 더 악화된다. 실제로 한 연구에서는 산화질소 수치를 늘리기 위해 고혈압 환자에게 아르지닌을 투약했지만 전혀 소용이 없었다. NOS3 유전자를 지원하고 산화질소 생성을 촉진할 수 있는지 확인하고자 BH4 보조제를 제공해보기도 했다. 그 결과 일부 사람에게는 효과가 있었지만, 나머지 사람에게는 아무런 효과가 없었다.

건강이 좋지 않을 때는 BH4 보조제를 섭취해도 보조제까지 더럽게 만들 뿐 아무 도움이 되지 않는다. 그렇다면 어떻게 NOS3 유전자를 도와야 할까? 여기에 3가지 해결책을 제안한다. 적절한 아르지닌을 보충하고, 깨끗한 BH4 또한 꾸준히 보충해주면서, 다른 모든 유전자를 깨끗하게 유지해야 한다. 단, 이 3가지를 동시에 해야 하며 그렇지 않으면 제대로 된 효과를 볼 수 없다.

이쯤되면 문제 해결을 위해 아르지닌 보조제로 시작하는 것을 권하진 않는다는 걸 알았을 것이다. 만약 이미 아르지닌 보조제를 복용하고 있었다면 어떻게 하는 것이 좋을까? 한때는 운동할 때 힘이 나고, 두통도 줄고, 차가웠던 손발이 따뜻해졌을지 몰라도 이제는 오히

무엇이 NOS3 유전자를 더럽히는가?

호흡 이상, 인공 엽산, 고혈당, 많은 탄수화물 섭취, 높은 호모시스테인 수치, 높은 인슐린 수치, 감염, 염증, 운동 부족, 낮은 항산화 물질 수치, 낮은 아르지닌 수치, 낮은 BH4 수치, 낮은 에스트로겐 수치, 낮은 글루타티온 수치, 낮은 산소 수치, 장내 미생물 불균형, 구강 호흡, 과식, 산화 스트레스(과도한 활성 산소), 메틸화 부진, 오염, 코막힘, 수면 무호흡증, 흡연, 코골이, 스트레스, 혀유착증.

려 몸이 안 좋아지고 있을지도 모른다. 그렇다면 분리된 NOS3 유전자를 갖고 있을 가능성이 높다. 즉시 아르지닌 보조제 복용을 중단하고 NOS3 유전자를 깨끗하게 만드는 일을 시작해야 한다.

치매와 NOS3 유전자

메틸화 사이클이 제대로 작동하지 못하면 호모시스테인 수치가 높아져 ADMA 비대칭성 디메틸-아르기닌 수치 또한 높여 NOS3 유전자가 더러워진다.

치매를 비롯한 여러 질환을 앓고 있는 사람은 대개 ADMA 수치가 높다. 알츠하이머병은 더러워진 NOS3 유전자와 관련된 주요 질환 중 하나다. 흥미로운 사실은, 치매 환자의 사인 중 두 번째로 많은 사유가 심장병이라는 점이다. 뇌에 염증이 생기고 메틸화에 문제가 발생하면 NOS3 유전자가 더러워진다. 더러워진 NOS3 유전자는 초산화물을 만들어 그 결과 심혈관 문제도 발생되는 것이다.

이런 이유 때문에라도 메틸화 사이클을 개선하기 위해 유전자 클린이 필요하다. 그런 다음 NOS3 유전자를 집중적으로 관리해야 한다. 이 과정을 통해 경도 치매 환자의 경우에는 상태를 호전시킬 수 있다. 중증 치매에 걸린 환자에게는 병의 진행 속도를 늦추는 효과를 기대할 수도 있다.

NOS3 유전자에 필요한 주요 영양소

NOS3 유전자가 제대로 작동하려면 아르지닌과 BH4가 필요하다. 아르지닌이 자동차의 연료라면 BH4는 시동 장치 역할을 한다. 어느 하나만 문제가 생겨도 제대로 작동할 수 없다.

BH4는 음식에서 바로 얻을 수 없다. BH4를 생성하려면 엽산, 마그네슘, 아연이 필요하다. MTHFR 유전자의 활동을 도와주면 BH4를 만들어낼 수 있다. BH4 결핍 상태로 태어난 것이 아니라면 BH4 보조제를 복용할 필요가 없다. 지속적으로 유전자 클린 프로그램으로 메틸화 사이클을 개선하고 적절한 글루타티온 수치를 유지하는 것이 충분한 BH4를 얻을 수 있는 최선의 방법이다. 다행히도 아르지닌은 다음과 같은 음식에서 얻을 수 있다.

아르지닌: 칠면조 가슴살, 돼지 등심, 닭고기, 호박씨, 스피루리나, 유제품(염소젖이나 양젖으로 만든 것만), 병아리콩, 렌틸.

NOS3 유전자가 제대로 작동하려면 칼슘, 철, 비타민 B2도 필요하다. 각 영양소는 다음 음식에서 얻을 수 있다.

칼슘: 치즈, 우유, 기타 유제품(염소젖이나 양젖으로 만든 것만), 짙은 잎사귀 채소, 청경채, 오크라, 브로콜리, 그린빈, 아몬드.

철: 애호박씨, 호박씨, 닭고기 간, 굴, 홍합, 조개, 캐슈, 잣, 헤이즐넛, 아몬드, 소고기와 양고기, 화이트 빈과 렌틸, 짙은 잎사귀 채소.

비타민 B2: 간, 양고기, 버섯, 시금치, 아몬드, 자연산 연어, 달걀.

깨끗한 NOS3 유전자를 위한 팁

루디는 자신의 더러운 NOS3 유전자를 깨끗하게 만들기 위해 최선을 다했다. 고혈압은 뭔가 변화가 필요하다는 걸 알려주는 몸의 신호였다. 더 큰 동기부여를 위해 발기부전 증상도 NOS3 유전자가 더러워져 있다는 것을 알려주는 또 다른 신호라고 알려주었다.

루디에게 해준 첫 번째 조언은 먹는 양을 줄이고, TV 앞 소파에서 일어나 적어도 하루에 몇 차례 20분 정도씩 움직이고, 염증을 유발하는 일반적인 식단 대신 유전자가 원하는 식단으로 바꿔보라는 것이었다. 이런 작은 변화만으로도 더러워진 NOS3 유전자를 씻어내는 데 상당한 도움이 될 수 있다.

더러워진 유전자를 돕기 위한 방법으로 루디와 함께 심호흡 연습도 했다. 손바닥을 배에 댄 채 아랫배가 쑥 꺼지게 숨을 내쉰 뒤 다시 배가 튀어나올 때까지 숨을 들이마시도록 했다. 이런 방법으로 천천히 그리고 고르게 코로 호흡하는 것을 10회 반복하도록 했다. 그러면서 산소로 가득 채워진 몸을 느껴보라고 했다. 매일 이렇게 연습하면서 체크해볼 것을 권했다. 이렇게 하면 스트레스 해소는 물론이고 NOS3 유전자도 눈에 띄게 깨끗해진다.

조언을 가만히 듣고만 있던 루디가 머릿속이 복잡한 듯 천천히 입을 열었다.

"그동안 다른 의사들은 체중을 줄이고 운동을 하면서 혈압약을 복용하라고만 했어요. 약을 먹을 생각은 했지만, 식단을 바꾸거나 운동을 하는 것은 생각해보지 않았죠. 호흡이 이렇게 중요하다는 것을 애기해준 사람도 없었고요. 왜 선생님의 조언대로 해야 하는지 알겠어요. 이유와 목적이 분명해진 것 같아요. 내 NOS3 유전자가 깨끗해질 수 있다고 생각하니 전혀 번거롭게 느껴지지 않아요."

루디는 내 조언을 너무 잘 받아들여서 다시 설명하고 강조할 필요가 없었다. 병원 처방은 약이 남아 있을 때까지만 유효하다. 하지만 생활 습관 교육의 효과는 영원히 지속된다.

다음은 루디에게 알려주었던 NOS3 유전자를 돕기 위해 지금 당장 시작할 수 있는 방법들이다.

- **천연 아르지닌이 풍부한 음식을 섭취한다.**
- **천연 질산염이 함유된 음식을 섭취한다.** 아루굴라, 베이컨, 비트, 셀러리, 시금치 등등, 산화질소 생성에 도움이 된다.
- **호흡에 신경을 쓴다.** 너무 빠르거나 느리지 않고 변덕스럽지도 않게 적당한 속도로 숨을 쉬어야 한다. 가슴으로 얕은 숨을 쉬지 말고, 배를 이용해 깊고 완전한 숨을 쉬어야 한다. 잘 때 가끔 숨을 멈추거나 코를 곤다면 선 호흡법이나 부테이코 호흡법 강좌를 들어보거나 요가나 태극권 등을 추천한다. 가족 중 심장 질환을 가진 사람이 많거나 담당 의사가 심장에 신경을 쓰라고 조언했다면 호흡법을 바꿔 모든 것을 변화시킬 수도 있다.

11

간과 세포 건강의 열쇠, PEMT 유전자

마리솔은 키가 크고 우아한 분위기의 50대 후반 여성이었다. 그는 3년 전 폐경 이후 여러 증상이 나타나 잔뜩 위축돼 있었다.

"검사를 받아보니 트리글리세라이드triglyceride 수치가 아주 높대요. 근육통도 있고 관절도 좋지 않아요. 바닥에 놓인 냄비 하나 제대로 들지 못할 정도죠. 게다가 머릿속이 어수선해 집중도 잘 안 되는 것 같아요. 늘 뭔가를 잊어버리고. 정말 미치겠어요."

마리솔의 문제가 뭔지 짐작이 됐지만, 좀 더 명확히 하고 싶었다. 기름기 있는 음식을 먹으면 어떤지 묻자 그럴 때마다 오른쪽 갈비뼈 밑부분이 묵직해지는 것 같다는 답이 돌아왔다. 그녀는 채식주의자는 아니지만, 단백질은 주로 콩, 쌀, 렌틸 등으로 보충하고 있었다. 요구르트나 치즈는 조금만 먹고 있었고 고기는 거의 먹지 않았다.

이야기를 들어보니 마리솔은 PEMT 유전자가 더러워져 있는 게 분명했다.

PEMT 유전자는 세포막을 이루는 핵심 성분인 포스파티딜콜린을 만든다. 포스파티딜콜린 생성 과정에는 다량의 콜린이 필요한데 콜린은 주로 고기, 간, 달걀 등의 음식에서 얻을 수 있다. 몇 가지 채소에도 콜린이 들어 있지만, 그녀의 식단에서는 필요한 양의 콜린을 얻을 수 없었다.

마리솔은 설명을 들으면서 놀란 표정을 지어 보였다. 그러면서 이렇게 물었다.

"저는 늘 이렇게 먹었는데, 왜 이런 문제가 생긴 거죠?"

폐경 전의 여성은 충분한 콜린을 섭취하지 않더라도 에스트로겐이 PEMT 유전자를 자극해 포스파티딜콜린을 생성할 수 있다. 폐경 전에는 에스트로겐 수치가 높아 식단으로 채우지 못한 부분을 보완해주는 것이다. 마리솔처럼 폐경이 되면 에스트로겐 수치가 뚝 떨어지고 결국 PEMT 유전자가 이전처럼 기능을 하지 못한다.

더러워진 PEMT 유전자는 지방간과도 관련이 있다. 지방간에 걸리면 PEMT 유전자가 간에서 트리글리세리드를 내보내지 못해 간이 제 기능을 하지 못한다. PEMT 유전자가 더러워지면 뇌 혼미 증상은 물론 근력 저하와 근육통을 겪게 될 수도 있다.

마리솔은 이 많은 문제가 하나의 유전자에서 비롯된다는 게 이해되지 않는다고 했다. 그녀가 이렇게 생각하는 것도 이해할 수 있다.

PEMT 유전자는 다양한 기능을 가진 복잡한 유전자이다. 그렇다보니 더러워지면 묘한 현상이 나타나곤 한다. 전체 그림을 보기 위해서는 몸에서 일어나는 여러 변화를 잘 살펴야 한다. PEMT 유전자는 가장 중요한 유전자 중 하나여서 잘 돕는다면 눈에 띄게 건강이 좋아질 것이다.

이름 없는 영웅

인간의 몸은 무려 37조 2,000억 개의 세포가 모여 만들어진 놀라운 결정체다. 성인의 경우 매일 2,200억 개 이상의 세포가 새로운 세포로 교체되고 매초 250만 개 이상의 적혈구가 새로운 적혈구로 교체된다. PEMT 유전자는 많은 일을 한다. 그중 가장 중요한 것은 우리 몸의 모든 세포막이 필요로 하는 포스파티딜콜린 생성이다.

PEMT 유전자는 묵묵히 엄청난 수의 세포를 고치고 생성하는 일을 돕고 있는 것이다.

포스파티딜콜린은 세포막이 부드럽고 건강한 상태를 유지하면서 최상의 기능을 발휘하도록 해준다. 세포막이 뻣뻣해지고 병들어 제 기능을 못하면 영양소가 세포 속으로 들어갈 수도, 유해물질이 세포 밖으로 배출될 수도 없다.

세포 외벽은 DNA가 담겨 있는 세포핵을 보호하고 내벽은 몸의 에너지원을 생산하는 발전소인 미토콘드리아를 둘러싸고 있다. 만약 세포막에 균열이 생기면 그 틈으로 해로운 화학물질과 감염체가 침투할 것이다. 그렇게 무방비 상태가 된 미토콘드리아는 에너지를 효율적으로 생산하지 못한다.

세포막이 없으면 세포는 살아남지 못한다. 세포막을 지키지 못하면 엄청나게 많은 세포가 모여 조화롭게 일을 하는 집합체인 인간의 건강 또한 지킬 수 없다. 그렇다면 어떻게 해야 세포막을 건강한 상태로 유지할 수 있을까?

건강에 좋은 음식을 먹고 필요한 보조제도 섭취하려 할 수도 있다. 그러나 이건 시작에 불과하다. 먹은 음식을 제대로 소화시키고 그 속의 영양소를 효과적으로 흡수해야 한다. 세포막이 건강하지 못하면 혈액 속 영양소가 아무리 풍부하더라도 각 세포까지 제대로 공급하지 못해 제 기능을 못하게 될 것이다.

유전자 자가진단

PEMT 유전자는 유전자 프로필에서 이름 없는 영웅으로 행복과 건강에 중요한 역할을 한다. 그러나 PEMT 유전자가 하는 일을 일일이 설명하는 건 힘든 일이며, 더러운 PEMT 유전자가 어떤 식으로 몸에 생기는 이런저런 문제들과 관련이 있는지를 설명하는 것은 훨씬 더 힘들다.

앞에서 작성한 클린 목록 1을 통해 여러분의 PEMT 유전자 상태가 어떤지 알게 되었을 것이다. PEMT 유전자의 상태를 쉽게 확인할 수 있는 몇 가지 구체적인 사례를 소개한다. 해당하는 항목이 있는지 체크해보자.

근육, 관절 등 전신에 통증이 있다. ☐

채식을 즐기거나 완전한 채식주의자이다. ☐

쓸개를 제거했다. ☐

지방간 진단을 받았거나 가족 중 누군가가 지방간이 있다. ☐

평소 잎사귀가 많은 녹색 채소를 잘 먹지 않는다. ☐

임신했을 때 쓸개에 문제가 있었다. ☐

소장 내 세균 과잉 증식 진단을 받았다. ☐

유전자 검사 결과 MTHFR C677T
다형성이 있다는 것을 알았다. ☐

비타민 B12가 부족하다. ☐

기름기 많은 음식이 잘 받지 않는다. ☐

에스트로겐 수치가 낮다. ☐

제산제를 복용 중이다. ☐

배의 오른쪽 윗부분에 통증이 있거나 불편하다. ☐

오른쪽 어깨뼈 부근이 뻐근하다. ☐

변비 증상을 자주 겪는다. ☐

몸이 자주 가렵다. ☐

폐경기가 지났다. ☐

한눈에 보는 PEMT 유전자

주요 기능

PEMT 유전자는 메틸화 사이클의 도움을 받아 우리 몸의 핵심 화학물질인 포스파티딜콜린 생성을 지원한다. 포스파티딜콜린의 역할은 다음과 같다.

- 세포막을 이루는 주요 성분으로 부족할 경우 세포가 영양소를 제대로 흡수하지 못한다.
- 임신 또는 수유 중에는 더 많은 포스파티딜콜린이 필요하다. 태아와 영유아는 성장을 위해 새로운 세포를 끊임없이 생성해야 하기 때문이다.
- 쓸개에서 담즙 분비를 촉진해 소화에 도움을 주고 소장에서 세균을 몰아낸다.
- 간에 축적되는 지방의 일종인 트리글리세라이드를 배출한다.
- 신경 기능, 근육 운동, 뇌 발달의 필수 요소다.

음식을 통해 충분한 콜린을 공급받지 못할 때 PEMT 유전자는 콜린을 만드는 데 도움을 준다. 콜린은 다음과 같은 여러 가지 일에 활용된다.

- 간 기능과 신경 기능, 근육 운동, 에너지 수치, 신진대사 등을 지원한다.
- 학습과 집중에 중요한 뇌 신경 전달 물질인 아세틸콜린을 만든다.
- 메틸 엽산(메틸화된 비타민 B9)이나 메틸코발라민(메틸화된 비타민 B12)이 충분치 못할 때 메틸화 사이클을 돕는 데도 쓰인다.

더러워진 PEMT 유전자의 영향

충분한 포스파티딜콜린을 만들어내지 못한다. 그 결과 세포막은 일관성을 잃게 되어 포스파티딜콜린에 의존하는 몸의 많은 기능들이 제대로 발휘되지 못한다.

더러워진 PEMT 유전자의 징조

피로감, 지방간, 쓸개 질환, 염증, 근육통, 영양 결핍(세포막들이 손상되어 영양소들이 제대로 흡수되지 못해), 임신 합병증, 소장 내 세균 과잉 증식, 중성지방 수치 상승, 근력 저하 등.

더러워진 PEMT 유전자의 잠재력

콜린을 더 잘 저장할 수 있어 집중력이 높아질 수 있다. 또한 대체로 화학 요법에도 더 잘 반응한다.

세포의 탄생과 소멸

우리가 살아 숨 쉬는 매순간 낡은 세포가 죽고 그 자리를 새로운 세포가 채운다. 적혈구의 수명은 4개월 정도이고, 백혈구는 20일 정도이다. 피부 세포의 수명은 길어야 2~3주 정도로 그 기간이 지나면 새로운 세포로 교체된다. 이 모든 건 가장 기본적인 차원에서의 삶의 사이클이다.

세포가 죽어 자연스럽게 몸에서 떨어져 나가는 과정을 아포토시스 apoptosis, 세포 자멸사라고 한다. 새로 탄생하는 세포에 비해 죽는 세포가 많거나 감염과 염증, 고칼로리에 영양가 없는 음식, 과도한 운동, 영양 결핍 등은 건강한 균형을 벗어나 과도한 아포토시스를 유발하는 원인이다. 세균에 감염되거나 한 주 내내 스트레스를 받거나 수일 동안 잠을 제대로 자지 못하면 세포가 손상된다. 그렇게 손상된 세포를 제때 손을 보지 못하면 여러 증상이 나타난다.

알레르기 유발 음식을 계속 먹거나 소장에서 일부 효모가 과잉 증식한다고 가정하자. 그 결과 심각한 세포막 손상이 발생하고 뒤이어 아포토시스가 이어진다. 소장의 세포가 회복되려면 포스파티딜콜린이 필요하다. 만약 포스파티딜콜린이 부족하면 소장은 제 기능을 할 수 없게 되고 영양소 흡수에 문제가 발생해 음식 과민증과 새는 장과 관련한 각종 증상에 시달린다.

그렇다고 아포토시스가 너무 천천히 진행되어서도 안 된다. 암이 발생할 수도 있기 때문이다. 몸에서 일어나는 일들이 그렇듯, 너무 빠르지도 느리지도 않게 적절한 속도로 진행되어야 한다.

소화 기능과 PEMT 유전자

담석증과 소장 내 세균 과잉 증식

포스파티딜콜린은 세포막 형성 외에 담즙 생성에도 꼭 필요하다. 쓸개에서 생성하는 담즙에는 항균 특성이 있어 소장 내 세균 과잉 증식을 막아준다. 포스파티딜콜린 수치가 지나치게 낮아지면 쓸개가 제 기능을 하지 못해 담석증이나 지방 흡수 불량, 영양 결핍, 소장 내 세균 과잉 증식, 화학물질 과민증 등이 발생할 가능성이 높아진다. 특히 담석증은 많은 포스파티딜콜린이 필요한 임신한 여성에게서 자주 발생한다.

지방간

지방간은 전 세계적으로 환자 수가 가파르게 증가하고 있는 질환 중 하나이다. 연구에 따르면 액상 과당, 대사 증후군, 비만, 각종 약품 등 다양한 이유로 지방간이 증가하는 것으로 보고 있다. 최근에는 더러워진 PEMT 유전자도 지방간을 유발한다는 것이 밝혀졌다.

앞에서 소개한 마리솔은 지방간 진단을 받지 않았지만, 여러 증상은 이미 지방간이 진행되고 있음을 암시하고 있었다. 더러워진 PEMT 유전자는 두 가지 방식으로 지방간 형성에 영향을 준다. 모두 PEMT 유전자가 포스파티딜콜린을 생성하는 것과 관련이 있다.

첫째, 더러워진 PEMT 유전자가 충분한 포스파티딜콜린을 생성하지 못하면 중성지방과 관련한 문제가 발생한다. 간 내부의 중성지방은 VLDL 초저밀도 지질 단백질이 간 밖으로 운반해 연료로 쓰일 수 있도록 한다. 이때 포스파티딜콜린이 VLDL 생성을 촉진하는 역할을 한다. 만약 콜린이 부족하면 포스파티딜콜린과 VLDL 부족으로 이어져 중성지방이 간에 쌓이는 결과가 초래된다. 간에서 혈류로 빠져나가 미토콘드리아까지 이동해 연료로 쓰일 중성지방이 이동하지 못한 채 간에 축적되는 것이다.

둘째, 세포막 생성에 사용되는 포스파티딜콜린 수치가 떨어지면 미토콘드리아는 연료로 쓰이는 중성지방을 제대로 태우지 못한다. 미처 사용하지 못한 지방은 세포에 축적되고 산화 스트레스를 유발한다. 포스파티딜콜린이 적정 수준을 회복해 세포막이 건강해지기 전에는 중성지방이 세포에 계속 쌓일 수밖에 없다.

임신·수유와 PEMT 유전자

미국에서 임신 중이거나 수유를 하는 여성을 대상으로 진행한 연구를 보면 조사 대상자 대부분이 콜린 부족 상태에 있다고 한다. 안타깝게도 시중에서 구할 수 있는 대부분의 영아용 분유에는 콜린이 거의 함유되어 있지 않다. 만약 임신을 계획하고 있다면 믿을 만한 의사나 영양사에게 충분한 양의 콜린이 포함될 수 있는 식단에 대한 조언을 부탁하라. 콜린이 부족한 식단으로 생활한 여성은 그렇지 않은 여성에 비해 척추 갈림증 등의 신경관 결손증을 가진 아기를 낳을 가능성이 2.4배나 높아진다는 연구 결과도 있다. 반면 혈액 내 콜린 수치가 최고 수준인 여성은 신경관 결손증을 가진 아기를 낳을 가능성이 현

더러워진 PEMT 유전자와
관련된 질환

선천적 결손증, 유방암, 우울증, 피로, 지방간, 담석증, 간 손상, 근육 손상, 세포 내 영양 결핍, 소장 내 세균 과잉 증식.

무엇이 PEMT 유전자를 더럽히는가?

콜린·메틸 엽산이 부족한 식단, SAMe·에스트로겐 부족, 원활하지 않은 메틸화 사이클, 더러워진 MTHFR 유전자.

저히 낮아졌다고 앞의 연구에서 밝히고 있다. 현재 임신 중이거나 수유를 하고 있다면 매일 900mg 정도의 콜린을 섭취하는 것이 좋다.

　다른 연구에서는 임신 중에 콜린을 충분히 섭취한 경우 태아의 기억력, 학습 능력이 뛰어났지만, 반대의 경우 기억력, 학습 능력이 다소 부진했다고 밝히고 있다. 자연의학 전문의나 통합 의료/기능 의료 전문의의 도움을 받아 자신과 아기 모두에게 필요한 콜린과 메틸엽산을 충분히 채워줄 수 있는 방법을 찾도록 해야 한다.

PEMT 유전자에 필요한 주요 영양소

　PEMT 유전자가 생성하는 포스파티딜콜린은 전체의 15~30% 정도를 차지한다. 이보다 더 생성할 수도 있지만 그럴 경우 과도한 부담으로 문제가 될 수 있다. 적정량의 콜린을 섭취해 다른 유전자도 포스파티딜콜린을 생성할 수 있도록 해야 한다. 콜린은 다음과 같은 식품을 통해 얻을 수 있다.

　콜린: 간, 달걀, 생선, 닭고기, 붉은 고기.

　채식주의자라면 콜린을 충분히 섭취하는 것이 쉽지 않다. 탄수화물을 즐기는 사람도 마찬가지다. 고기나 달걀을 먹지 않는 사람은 콜린 결핍 현상에 빠질 가능성이 높아 포스파티딜콜린을 비롯해 콜린이 재료가 되는 다른 화합물도 부족해진다. 그렇게 되면 지방간이 생기거나 간 또는 근육 손상 가능성이 높아진다. 앞서 소개한 마리솔의 증상(187쪽)은 대부분 콜린 함유량이 부족한 식단이 원인이었다.

에스트로겐이 PEMT 유전자를 자극하기 때문에 젊은 여성의 포스파티딜콜린 생성 능력이 비교적 더 뛰어나다. 가급적 젊을 때 임신과 수유를 하도록 권하는 것도 이런 사실과 닿아 있다.

하지만 젊은 여성이라 해도 더러워진 PEMT 유전자를 갖고 태어났다면 어려움을 겪을 수도 있다. PEMT 유전자를 더럽히는 SNP가 흔하게 발견되고 있어 건강을 위협하는 문제가 되고 있다. 연구에 따르면 여성의 경우 콜린 섭취가 부족할수록 유방암 발병 가능성이 높아지는 것으로 나타나고 있다.

일부 동물성 식품을 먹는 채식주의자라면 적절량의 동물성 단백질이 식단에 포함되도록 조절할 것을 권한다. 만일 동물성 식품을 일절 먹지 않는 비건이라면 건강을 위해 다음과 같은 식품으로 콜린을 충분히 섭취해야 한다.

비건을 위한 콜린: 아스파라거스, 비트, 브로콜리, 브루셀 스프라우트, 콜리플라워, 아마씨, 그린피, 렌틸, 녹두, 핀토빈, 퀴노아, 표고버섯, 시금치.

유전자 클린 프로그램에서는 콜린과 포스파티딜콜린을 효과적으로 보충할 수 있는 방법을 소개할 것이다. 특히 채식주의자에게 큰 도움이 될 것이다.

깨끗한 PEMT 유전자를 위한 팁

마리솔은 현재 자신의 건강 상태를 깨달으면서 불안하기도 했지만, 노력에 따라 바꿀 수 있다는 것을 깨닫고 안도의 한숨을 내쉬었다. 그녀에게 가능한 한 빨리 새로운 식단을 활용할 것을 권유했다. 그녀가 고기를 내켜하지 않았기 때문에 대체할 방법으로 달걀 샐러드를 알려주었다. (나는 평소 글루텐이 함유되지 않은 토스트에 콩이 들어가지 않은 마요네즈, 피클, 소금, 후추, 잘게 썬 상추를 넣은 달걀 샐러드를 즐겨 먹는다.) 달걀로 만든 핑거푸드인 데블드 에그도 나쁘지 않지만, 개인적으로는 평범한 스크램블 에그나 달걀 프라이를 선호한다.

더러워진 PEMT 유전자를 씻어내는 데 도움이 될 몇 가지 방법을 소개한다. 유전자 클린 프로그램을 시작하기 전에라도 즉시 시도해 볼 수 있는 제안들이다.

- **매일 콜린 함유량이 높은 음식들을 먹도록 하라.** 여러분이 고기를 먹든 채소를 먹든 그건 상관이 없다. 충분한 콜린을 섭취할 수만 있다면 그만이다. 내 경우 내 자신의 식단을 체크해보고 평소 충분한 콜린을 섭취하지 않고 있다는 사실에 놀란 적도 있다. 내 위는 언제 메스꺼운 느낌이 들기 시작했는지를 잘 알고 있었다. 만일 식단에 충분한 콜린이 포함되어 있다면, 설사 태어날 때부터 더러운 PEMT 유전자를 갖고 있다 해도 별 문제 될 게 없다.

- **음식을 적절히 먹어라.** 이는 모든 사람에게 해당하는 충고지만, PEMT 유전자가 더러워져 있을 경우 특히 더 중요하다. 단백질과 탄수화물, 지방, 설탕 등을 너무 많이 먹는 건 가뜩이나 스트레스를 받고 있는 간에 부담을 안겨주기 때문이다. 해결책은 간단하다. 80% 정도 포만감을 느낄 때 먹는 걸 중단하면 된다. 그

릇을 다 비운 뒤 15분만 지나면 포만감이 밀려올 것이다. 여러분의 간도 고마워할 것이다.

- **스트레스를 통제하라.** 우리 모두 스트레스 해소를 해야 하지만, 특히 PEMT 유전자가 더러워져 있다면 더 그렇다. 스트레스는 콜린을 엄청 빨리 태워버리기 때문이다. 스트레스를 잘 통제하면, 더러워진 PEMT 유전자를 깨끗하게 만들 기회를 잡을 수 있다.

- **잎이 많은 녹색 채소를 먹어라.** 메틸 엽산 수치가 낮을수록 메틸화 사이클을 지원하는 데 더 많은 콜린이 필요하게 된다.

- **단백질을 잘 흡수해 소화시키도록 하라.** 꼭꼭 씹고, 차분한 상태로 식사를 하며, 식사 중에 200g 이상의 액체를 섭취하고, 제산제를 복용하지 말며, 운전하면서 뭔가를 먹지 말아야 한다.

- **정제된 탄수화물 섭취를 줄여라.** 감자 칩과 크래커 등을 끊으라는 것이다. 그리고 단백질과 건강한 지방, 깍지째 먹는 콩, 어린 당근, 후무스 같은 복합 탄수화물을 먹어라.

- **식사를 하기 전에 그리고 비행기나 병원, 학교, 사무실, 경기장 같이 사람들이 많이 모인 장소에서 시간을 보낸 뒤에 손을 씻도록 하라.** 이때 천연 비누를 쓰도록 하라. 세균과 바이러스 감염을 줄이는 건 물론이요, 몸의 부담을 덜어주고 콜린 추가 섭취의 필요성을 줄이는 데도 도움이 될 것이다.

- **요리를 할 때 아보카도 오일이나 해바라기 오일, 인도식 정제 버터인 기 ghee를 사용해 지방산 산화를 줄이도록 하라.** 코코넛 오일이나 올리브 오일은 발연점이 낮으니 요리에 사용하지 말라. 또한 요리를 할 때는 환풍기를 돌리도록 하라.

- **간을 사랑하라.** 모든 메틸화 반응의 85%는 간에서 일어나기 때문에, 간에 대한 부담을 줄여주면 포스파티딜콜린 수치는 물론 간도 보호할 수 있다. 또한 알코올 섭취를 줄이고 의사의 허락을 받아 방부제를 비롯한 모든 불필요한 약들을 줄여라.

- **쓸개의 기능이 떨어졌다면, '내장 조정법'이라는 기법에 정통한 전문의의 도움을 받도록 하라.** 자연스레 쓸개를 비울 수 있을 것이다. 내 경우 직접 그 기법의 도움을 받은 적이 있는데, 아주 효과가 있었다. 식이와 생활 방식에 변화를 주면서 별도로 이 기법을 쓰면 즉각적인 효과를 볼 수 있다.

백년건강을 실현하는
유전자 클린 프로그램

12

기본 클린
프로그램

만약 여러분이 이제 막 축구 경기를 마쳤다면 옷과 몸은 온통 땀에 젖어 냄새가 날 것이다. 이럴 때면 제일 먼저 옷을 훌훌 벗어던지고 샤워실로 뛰어가 다 씻어내고 깨끗한 옷으로 갈아입을 것이다.

유전자는 인간의 눈으로 볼 수 없다. 인간은 눈에 보이는 것은 바로잡지만, 보이지 않으면 무시하는 경향이 있다. 흔히 겪는 두통, 발진, 체중 증가, 불면증 등은 하나 이상의 더러워진 유전자 때문에 발생한다. 약이나 보조제 하나 먹는다고 해결되는 게 아니다.

더러워진 유전자의 문제를 근원부터 해결해야 한다는 얘기를 반복해서 강조했다. 이제 문제 해결을 위해 구체적으로 움직일 시점이다. 3부에서는 유전자가 최대한 제 기능을 발휘하려면 어떻게 해야 하는지 살펴보고 2주 동안 실천할 세부 지침을 알려주려 한다. 유전자 클린 프로그램을 통해 유전자가 필요로 하는 지원을 제대로 하게 될 것이다.

이제부터는 음식을 먹든, 보조제를 복용하든, 어떤 행동을 하든지 자신에게 이런 질문을 먼저 해보자.

'이것은 내 유전자에게 도움이 될까, 아니면 부담이 될까?'

유전자에 부담이 되면 원치 않는 증상이 나타날 것이다. 쉬지 않고 무리해서 일을 하면 피로가 쌓인다. 잠시 일을 멈추고 휴가를 떠나면 재충전이 되어 다시 일할 때 새로운 마음으로 도전할 수 있다. 이제 시작할 2주의 과정은 유전자에게 휴가를 주는 것과 다름없다. 누구든 1년 365일 24시간 일만 한다면 살아남을 수 없다. 그건 유전자도 마찬가지다.

여러분의 행동이 어떤 결과를 불러오는지 제대로 알면 앞으로는 보다 나은 결정을 하게 될 것이다. 그렇게 된다면 유전자가 고마워할 것이다. 가장 중요한 점은 평생 여러분을 괴롭혔던 문제의 해결책을 찾고 자신감도 생긴다는 것이다.

어쩌면 앞에서 유전자를 깨끗이 하기 위해 제안한 일들을 이미 하고 있을 지도 모르겠다. 만일 그렇다면 이미 성공한 것이나 다름없다. 유전자를 확실하게 깨끗이 하기 위해 그 변화를 계속 유지하면서 다음 제안들도 함께 따를 것을 권한다.

만약 앞에서 제안한 것들을 따랐는데도 나아지지 않았다면, 다 잊고 이제부터 유전자 클린을 위한 제안대로 해보도록 하자.

기본 클린의 세부 내용은 음식, 보조제, 해독, 수면, 스트레스 해소의 5가지로 분류해 설명한다. 그럼 제일 먼저 음식부터 시작하자.

기본 클린 1주차 : 음식

히포크라테스는 이런 말을 남겼다.

"음식이 너의 약이 되게 하라."

어떤 사람에겐 효과가 있는 약이 다른 사람에겐 심각한 부작용을 불러와 사용할 수 없는 경우가 있다. 음식도 마찬가지이다. 내겐 장내세균을 보충하고 새는 장도 고칠 수 있어 발효 음식이 아주 좋지만, 더러워진 DAO 유전자를 갖고 있는 사람에게 더 많은 세균은 감당할 수 없을 수도 있다. 여러분이 소량의 글루텐에 거부 반응을 보이지 않더라도 내게는 좋지 않을 수도 있다. 내 아들 매튜는 유제품을 먹으면 콧물과 귀앓이를 하지만, 테오는 똑같은 유제품에 눈을 자주 깜빡이고 끊임없이 헛기침을 하는 등 다른 반응을 보인다. 반면 태즈 먼은 아무 증상을 보이지 않는다. 이렇게 같은 음식이라도 반응이 모두 다르다.

게다가 우리는 끊임없이 변한다. 지난해에는 문제없었던 음식이 올해는 엄청난 증상을 야기할 수도 있다. 유전자가 더러워지거나 깨끗해지고 모든 유전자가 서로 대화를 하며 변하기 때문에 몸속 생화학 상태 역시 그에 맞춰 계속 변한다.

기본 클린 프로그램을 진행할 때 몸의 변화에 지속적인 관심을 가져야 하는 이유가 바로 이 때문이다. 이 책의 목표는 가능한 한 최적의 삶을 사는 법을 알려주고 유전학적 잠재력을 최대한 발휘하며 살도록 하는 것이다. 그러기 위해서는 무엇보다 여러분 자신에게 관심을 쏟는 법을 배워야 한다.

내면의 소리에 귀를 기울여라

나는 지난 여러 해 동안 정신적·육체적·감정적으로 내가 어떤 상태인지를 파악하는 법을 배웠다. 나의 상태를 정확히 파악하면 어떤 음식을 먹어야 할지도 알 수 있다. 많은 사람들은 스트레스가 쌓일 때 탄수화물로 된 고칼로리의 음식을 먹어 도파민 분비를 만끽하며 기쁨을 누린다. 문제는 그 감정이 지속적이지 않기에 먹는 것을 반복한다. 그 결과 체중만 늘고 잘못된 선택에 대한 자책감만 커진다. 그럼에도 그걸 멈추지 못한다. 그렇게 먹어야 기분이 좋아지기 때문이다.

나는 제일 먼저 '갈망'과 '배고픔'의 차이를 알아내기 위해 온힘을 쏟았다. 물론 말처럼 쉽지 않았다. 음식에 대한 갈망에 빠져 있을 경우 둘의 차이를 이해하는 건 더 어려웠다.

갈망은 특정한 음식을 먹고 싶은 상태이고 배고픔은 장이 비어 뭔가를 먹어야 하는 상태이다. 우리 모두는 갈망을 일으키는 더러워진 유전자를 갖고 있다. 유전자가 더러울수록 갈망 또한 더 커진다. 갈망은 우리를 향해 "그냥 항복해! 피하려 해도 실패할 거야!"라고 외쳐댈 것이다.

이런 외침을 무시할 수 있는 간단한 방법을 알려주려 한다. 여러분의 생각을 '음식을 갈망하는 것'에서 '배가 고픈 것'으로 바꾸는 것이다. 그저 자신에게 이렇게 물으면 된다.

'나 지금 꼭 먹어야 하는 거야? 아니면 먹고 싶은 거야?'

먹는 기쁨을 누려라

인간은 자연스럽게 미각을 자극하는 음식을 갈망하고 즐기게 되어 있다. 우리 모두는 멋진 음식을 먹을 자격이 있고 멋진 식사 후의 뿌듯함을 누릴 자격이 있다.

우리 모두는 낮이고 밤이고 거리에 나가 무리하게 먹기도 하고 좋지 않다는 걸 뻔히 아는 음식을 먹기도 한다. 괜찮다. 실컷 즐겨라. 나 역시 그러니까. 그렇게 먹었다고 자신을 몰아세우지 말고, 죄의식도 갖지 말라. 스스로 결정해 맛있는 음식을 즐긴 것이다. 그저 유전자를 깨끗이 하는 일로 돌아가 추가 도움이 필요한 유전자를 도우면 된다.

대신 이것 하나만 약속하자. 과식을 하거나 먹어선 안 될 음식을 먹더라도 제대로 즐기자. 죄의식을 느끼거나 후회해봐야 유전자만 더 더러워질 뿐이다.

이런 식으로 생각해보자. 새로운 집으로 이사를 한 뒤 집들이를 위해 친구들을 초대하고 음식을 푸짐하게 준비한다. 사람들과 웃고 이야기를 나누며 특별한 시간을 보낸다. 헤어질 시간이 되자 친구들이 "고생했어. 잘 놀다 가!"라며 고마움을 표시한다. 여러분도 기분이 좋다. 다음 날 눈을 뜨면 온몸이 무겁고 피곤한 데다 눈은 게슴츠레하고 얼굴은 푸석푸석하니 엉망이다. 바닥에는 얼룩이 남았고 여기저기 접시가 널려 있다. 식탁 위에는 남은 음식이 한가득이다. 지난밤 즐거운 시간을 보내고 집은 아수라장이 되어 있다. 하지만 미소를 지으며 어제 일을 떠올린다. 좋아하는 음악을 틀고 하나하나 청소하기 시작한다. 후회란 없다.

아름다운 식사를 하라

대부분은 그저 음식에 대한 갈망을 따르곤 한다. 이제부터는 그러지 말고 여러분의 몸에 관심을 갖고 귀를 기울이면서 계획도 세우기를 바란다.

음식은 원기를 회복시켜주고 영양분도 공급한다. 하지만 음식에 대한 많은 사람들의 생각은 그렇지 않다. '지금 뭔가 먹고 싶은데? 짜고 달고 기름지고 바삭바삭한 그런 것?', '일이 너무 많아서 시간이 없네. 나가서 후다닥 먹고 들어와야지.'

부디 생각을 바꾸길 바란다. 음식은 아름다운 것이다. 앞으로는 이렇게 생각하도록 하자.

'오늘은 할 일이 많네. 프레젠테이션 준비를 해야 하고, 아이들과 축구도 해야 하고, 그런 다음 영화도 봐야 해. 이 많은 일들을 잘 하려면 뭘 먹어야 할까? 머리를 쓰려면 단백질이 필요하겠지. 운동장을 뛰어다니려면 복합 탄수화물을 먹어 힘을 내야 할 거고. 영화를 보며 앉아 있으려면 가벼운 샐러드가 좋겠어.'

이렇게 계획을 세우면 무엇을 하게 될지, 그것을 잘하려면 몸이 무엇을 필요로 할지 알 수 있다. 여러분의 몸에 관심을 기울이면서 다음 요소를 바탕으로 계획을 짜도록 하자.

- 정신적 활동을 위해서는 빠르고 정확한 사고를 도와줄 단백질이 필요하다. 육체적 활동에는 지속적인 에너지를 공급해줄 단백질과 건강한 지방, 탄수화물이 필요하다.
- 행복하거나 열광하는 감정일 때는 음식이 많이 필요하지 않다. 따분할 때도 마찬가지다. 극단적으로 슬프거나 화가 날 경우에는 상황에 따라 더 많이 먹거나 적게 먹는다. 조금 따분하거나 슬프거나 화가 날 때는 배가 고프지도 않은데 음식에 대한 갈망

이 생길 수 있다.

- 기분이 좋은가? 머리가 맑고 아이디어가 떠오르는가? 에너지가 넘치는가? 만약 그렇다면 특별히 음식이 필요하지 않다. 굳이 무언가를 먹으려 하지 마라. 혹시 두통이 있는가? 답답한가? 갑자기 멍해지는가? 에너지가 고갈됐나? 스트레스를 받고 있나? 이런 증상은 잘못된 음식을 먹었기 때문일 수 있으며 종종 후유증을 겪는다. 혹은 오랜 동안 음식을 먹지 않아서 음식이나 수분을 섭취하라는 조짐일 수도 있다. 올바른 결정을 할 수 있도록 몸에 관심을 쏟아라.

- 어떤 유전자를 깨끗하게 해야 하는가? 어떤 유전자가 추가 지원을 필요로 하는가? 음식은 유전자의 연료가 된다. 여러분은 필요한 것을 제공해 유전자가 100% 제 기능을 발휘하도록 하는 것이다. 유전자에게 쓰레기를 준다면 유전자 또한 쓰레기를 줄 것이다. 유전자에게 양질의 영양분을 주고 그 영양분을 제대로 쓸 시간을 주라. 그러면 그 유전자가 여러분을 위해 최선을 다할 것이다.

식사 일기를 써라

어떤 음식이 도움이 되는지 혹은 방해가 되는지 아는 게 중요하다. 몸에 관심을 쏟는 게 우선이다. 한 걸음 더 나아가 음식 일기에 먹은 것을 기록하면 큰 도움이 된다. 이 경우 어떤 증상이 나타나면 먹은 음식을 돌아보면서 원인을 찾아볼 수 있다. 식사 일기를 쓰면 여러분이 먹는 음식을 좀 더 멀리 떨어져 큰 그림으로 볼 수 있다. 하루에 먹는 단백질, 탄수화물, 지방이 얼마나 되는지 하루 중 언제 더 먹거나 적게 먹는지 등을 한눈에 볼 수 있다.

나는 먹은 음식을 기록하면서 탄수화물을 생각보다 더 많이 먹고 있었고 그것이 졸음, 뇌 혼미, 체중 증가에 영향을 준다는 것을 알게 됐다. 밤에 제대로 잠을 잘 수 없었던 이유도 알게 됐다. 늦은 시간에 과다한 단백질을 자주 먹었기 때문이었다.

유전자를 깨끗하게 하는 식사 습관

유전자를 깨끗하게 유지하는 가장 쉬운 방법은 더럽히지 않는 것이다. 유기농 식재료를 사용해 유전자의 부담을 줄여라. 유기농 식재료는 일반 식품에 비해 영양분도 더 풍부하다.

비싼 가격은 유기농 식품을 많이 먹을 수 없는 이유가 되곤 한다. 만일 비용이 부담된다면 재래식으로 재배했을 때 가장 독성이 강한 과일과 채소만이라도 유기농으로 구입하라. 미국 환경연구단체 EWG environmental working group(http://www.ewg.org)가 발표하는 '더러운' 식품 및 '깨끗한' 식품 목록을 체크해보라. 이 단체는 매년 공업용 화학물질에 가장 많이 오염된 '더러운 식품 12가지'와 가장 적게 오염된 '깨끗한 식품 10가지'를 선정한다. 일반적으로 딸기, 사과, 천도복숭아, 복숭아, 배, 셀러리, 포도, 체리, 시금치, 피망, 토마토, 방울토마토, 오이, 고추, 케일 같은 과일이나 채소는 유기농이 아닐 경우 피하는 게 좋다.

배가 고프지 않다면 가급적 먹지 마라. 물론 일정 시간 동안 금식해야 하는 등 몇 가지 예외 상황은 있다. 그러나 대개의 경우 이 말은 유효하다.

하루에 최대 3끼까지만 먹는다. 그게 어렵다면 간식부터 제한하도록 하라. 가능한 한 간식을 먹지 않는 게 좋다. 그리고 80% 정도 포만감이 느껴지면 먹는 걸 중단하라.

간식을 먹고 싶다면 다음 내용을 생각해보자.

- 아마도 배고프다기보다 갈망 상태에 빠져 있을 것이다. 갈망에 굴복하지 말고 강해져라. 그리고 자신에게 물어라. '나 지금 꼭 먹어야 하는 거야? 아니면 먹고 싶은 거야?'
- 매 끼니 사이에 간식을 찾는 나쁜 습관이 있을 것이다. 그 습관을 당장 버려라.
- 연료를 태우는 기능이 제대로 작동하지 않을 가능성이 높다.
- 몸에서 영양소를 제대로 흡수하지 못할 가능성이 높다.
- 건강에 좋은 음식을 먹고 있지 않아서 몸이 만족하지 못하고 있을 가능성이 높다. 올바로 먹지 못해 염증은 물론 영양실조에 걸릴 수도 있다.

하루 중 연속으로 최소 12시간에서 16시간 정도는 금식하라. 저녁 7시 이후에 아무것도 먹지 않고 다음 날 아침 7시에 일어나면 12시간 금식은 어렵지 않다. 저녁 7시에 저녁 식사를 하고 다음 날 오전 11시까지 아무것도 먹지 않는다면 16시간 금식하게 된다. 나는 보통 저녁 7시 30분에 저녁 식사를 하고 다음 날 오전 11~12시까지 금식할 경우 컨디션이 가장 좋았다. 오전에 콘퍼런스에 참석해야 하거나 프레젠테이션을 하게 될 때는 아침 식사를 좀 더 일찍 한다. 컨디션에 따라 머리가 둔해지거나 혈당이 떨어지는 것 같으면 간단한 음식을 먹곤 한다.

음식을 한 입 문 뒤 숟가락, 젓가락을 내려놓고 씹고, 씹고 또 씹어라. 음식의 맛을 충분히 즐긴 다음 삼켜라. 거의 모든 사람이 음식을 잘 씹지 않아 맛을 제대로 음미하지 못한다. 잘 씹는 습관을 들이는 것만으로도 먹는 양이 크게 줄고 몸 상태는 한결 좋아진다.

식사 중에 뭔가 마시는 걸 자제하라. 마시더라도 여과된 물, 염소젖, 아몬드 밀크, 차, 와인을 마셔라. 그러나 절대 1잔 이상은 마시지 말라. 많이 마시면 소화 효소가 묽어진다. 그럴 경우 음식을 흡수하는 효율이 떨어진다.

식사 중에 찬 음료를 마시지 마라. 찬 음료는 체온을 떨어뜨려 회복하기 위해 에너지가 많이 소비된다. 실온이나 그보다 조금 더 따뜻한 음료를 마시면 에너지를 보존할 수 있어 가장 좋다. 특히 운동 중에 차가운 물을 마시면 위경련이나 배앓이를 할 수도 있다.

글루텐이 함유된 음식은 무조건 끊어라. '적당히'란 없다. 글루텐을 한두 입만 먹어도 빵 한 덩어리를 모두 먹은 것 같은 생화학 반응이 일어날 수 있기 때문이다. 면역 체계는 항체를 통해 작용하는데 항체가 아주 소량의 음식에도 반응하기 때문이다.

열이 난다면 먹지 말라. 대신 전해질로 수분 섭취를 하라. 오랜 기간 열이 유지되거나 고열이라면 의료 전문가의 도움을 받아야 한다.

과일 주스를 마시는 것은 탄산음료를 마시는 것과 같다. 과일 주스의 대부분이 설탕이기 때문이다. 나는 주스와 탄산음료는 절대 입에 대지 않는다. 그 둘을 마시지 않으니 컨디션이 훨씬 좋아졌다. 과일 주스는 음식에 대한 갈망에 불을 붙이고 유전자를 더럽히기도 한다.

집에서 주스나 즙을 만들 때는 과일이 아닌 채소를 사용하라. 블랜

더나 믹서기를 사용해 모든 영양소와 섬유질을 섭취할 수 있도록 채소와 허브를 섞어 먹는 게 가장 이상적이다. 물론 유기농 제품을 쓰는 게 좋다. 굳이 제초제나 살충제를 사용한 재료를 사용해 몸에 부담을 주지 않도록 하라.

음식 선택을 현명하게 하라

먼저, 먹을 수 있는 음식과 먹어선 안 되는 음식을 아는 게 중요하다. 여러분이 훨씬 쉽게 알 수 있게 내가 도울 것이다. 다음 장에서는 멋진 아침, 점심, 저녁 식사 레시피를 보게 될 것이다.

클린 목록 1을 아직 작성하지 않았다면 레시피를 결정하기 전에 목록을 먼저 작성해서 어떤 유전자가 더러워져 있는지 알아내야 한다. 이 정보를 바탕으로 더러워진 유전자를 깨끗하게 해줄 레시피를 결정하고 쇼핑 목록을 만들수 있다.

유전자를 깨끗하게 만들어줄 식단을 위한 몇 가지 지침을 소개한다.

마트에서 제일 잘 보이는 곳에 쌓여 있는 식품, 알 수 없는 성분이 들어 있는 식품, 백설탕·밀가루 같은 가공식품이나 감자·쌀 등의 녹말질 식품 등 이른바 '화이트 푸드white food'를 피하라.

다음과 같은 것들이 대표적이다.

- 탄산음료, 패스트푸드, 각종 냉동식품, 그래놀라, 감자칩이나 감자튀김, 사탕, 아이스크림, 주스, 여과되지 않은 물, 글루텐, 콩, 유제품, 알코올, 인공 엽산이 함유된 음식(가공식품에는 대부분 들어 있음), 차가운 아침 시리얼(오트밀과 다른 따뜻한 글루텐 미함유 시리얼은 괜찮음), 크래커, 에너지 바 같은 스낵류와 식사 대용품.

마트 가장자리에 진열된 식품, 첨가물이 없는 식품, 자연이 제공하는 음식을 선택하라. 다음의 목록을 참고하라.

- 여과된 물, 다량의 신선한 채소, 견과류, 퀴노아, 유기농 달걀, 방목한 닭의 달걀, 자연산 생선, 자연산 조개류, 모든 형태의 어린 싹(콩, 곡물, 씨앗 등), 와일드 라이스, 방목한 가축의 고기, 신선한 과일(아침이나 오후에 3번 이내로 먹는 것이 가장 좋고 밤에는 먹지 않는다), 자연 재료를 사용해 미리 만들어서 판매하는 신선한 수프나 샐러드(성분을 살펴보고 유전자에 좋지 않은 것이 첨가된 것은 피하라).

클린 목록 1을 기준으로 식단을 바꾼다. 음식은 신선하게 요리하거나 쪄서 먹어라. 냉동식품이나 남은 음식은 좋지 않다. 더러운 DAO 유전자를 갖고 있다면 문제가 될 수 있다.

위산의 30%는 음식을 바라보고 냄새를 맡고 먹기 전 기대하는 과정에 분비된다. 식사를 할 때 충분한 시간을 갖고 이 세 과정을 다 거치도록 하라. 음식이 여러분의 마음과 몸과 정신은 물론 유전자에게도 영양분을 제공할 수 있어야 한다. 식사는 절대 허겁지겁 서둘러 '처리하는' 일이 되어서는 안 된다. 레몬을 떠올렸을 때 입안에 침이 고였다면 소화시킬 준비가 됐다는 뜻이다. 이렇게 음식을 기대하며 준비하면 음식 맛도 더 좋아지고 덜 먹게 되어 보다 효율적으로 소화를 할 수 있어 건강한 신진대사에도 도움이 된다.

요리할 때는 꼭 환기 장치를 켜라. 기름 연기에는 독성이 있기 때문이다. 적게 들이마실수록 좋다. 또한 발연점이 높은 오일을 사용하라. 인도식 정제 버터인 기, 아보카도 오일, 해바라기 오일, 홍화씨 오일이 가장 좋다. 올리브 오일과 코코넛 오일, 아마씨 오일, 월넛 오일 등은 샐러드를 만들 때 아주 좋다.

기본 클린 1주차: 보조제

필요한 모든 영양소를 음식에서 얻는 것이 가장 이상적이지만, 불가능한 경우도 있다. 음식의 영양소가 토양, 유통, 온도, 요리 과정 등의 다양한 이유로 사라지기 때문이다. 게다가 우리는 꼭 필요한 영양소를 태워버리는 화학물질이나 스트레스 요인에 노출되어 있다. 이런 이유로 보조제가 필요한 경우가 종종 생긴다.

보조제와 관련한 기본적인 원칙을 몇 가지 소개한다. 대부분의 사람들이 이 원칙을 따르지 않는다. 장담하건대, 원칙대로 한다면 건강에 큰 변화가 있을 것이다.

가장 잘 맞는 보조제를 찾아라

'가장 잘 맞는' 보조제란 그 안에 함유된 영양소가 가장 잘 맞는다는 것이 아니라, 영양소가 흡수되는 방식이 가장 잘 맞는다는 뜻이다. 흡수가 잘 되는 형태부터 안 되는 형태로 나열하자면 다음과 같다.

액체 〉 마름모꼴 〉 분말 〉 씹어 먹는 형태 〉 캡슐 〉 정제

복용량을 조절하기 쉬운 것부터 어려운 것 순서로 나열해도 위와

같다. 액체형은 1/4티스푼 등을 사용해 복용량을 미세 조절하기 쉽지만 정제형은 용량을 나누기 힘들다.

어떤 형태의 보조제를 복용할 것인지 결정할 때 고려할 사항을 몇 가지를 더 소개한다.

- 보조제에 예민하다면 액체형 보조제를 딱 1방울 먹는 걸로 시작하라. 보조제가 잘 받는다면, 1/4티스푼으로 시작해도 된다. 액체 형태의 영양소는 세포에 곧바로 흡수된다.

- 마름모꼴 형태의 보조제는 흡수가 잘될 뿐 아니라 복용량을 조절하는 데도 수월하다. 마름모 형태의 보조제를 입안에 넣으면 몇 분 이내에 효과를 보기도 한다. 기분이 더 나아지는 것 같지 않아도 계속 복용하라. 하지만 기분이 나빠졌다면 바로 복용을 중단하라. 그 제품이 여러분과 맞지 않을 수도 있다. 확실하지 않다면 4등분하거나 2등분해서 복용량을 조절해보라.

- 분말형 보조제 역시 양을 쉽게 조절할 수 있어 좋다. 어떤 사람은 맛이 좋지 않다고 하지만, 맛이 괜찮은 분말 보조제도 많다. 맛이 좋지 않다면 주스나 사과 소스를 조금만 섞어 먹어도 된다.

- 씹어 먹는 형태의 보조제는 필요에 따라 4등분하거나 2등분해 양을 조절할 수 있다.

- 캡슐형 보조제는 휴대가 편하고 맛도 감출 수 있을 뿐만 아니라 공기나 물에 노출되는 것도 막을 수 있다. 대부분의 고품질 캡슐형 보조제는 위나 소장에 들어가면 잘 녹는다. 가끔 캡슐을 열어 내용물을 입안에 털어 넣거나 음식이나 물에 타서 먹는 사람도 있는데 제조사나 담당 의사와 상담한 뒤 그렇게 먹는다면 괜찮

다. 베타인 HCl 같은 보조제는 산성이 강해 캡슐을 열어 복용하면 안 된다.

- 정제형 보조제는 지속적인 효과를 내도록 제조되지 않는 한 별 효과가 없다. 만약 위산 분비가 잘 되지 않거나 제산제를 복용 중이라면 정제형 보조제가 장 안에서 잘 녹지 않을 수 있다. 그러면 대변으로 모두 배출되어 돈만 낭비할 것이다. X 레이 검사 결과에서 정제가 녹지 않고 그대로 있는 것을 많이 보았다. 정제는 제조비가 적게 들어 저렴하지만, 시간과 돈을 낭비하게 돼 결코 저렴하지 않다.

권장 복용량은 '권장'일 뿐

보조제에 안내된 '권장 복용량'은 말 그대로 권장하는 것일 뿐이다. 그보다는 담당 의사가 내린 처방이나 보조제 효과에 대한 여러분의 감을 따르도록 하라. 나는 늘 가능한 한 소량으로 시작해 효과를 지켜본다. '권장 사용량'이 하루 4캡슐이라면 일단 하루 1캡슐로 시작하는 것이다. 이 경우 여러분이 섭취하는 영양소의는 권장 복용량의 1/4이 되는 셈이다.

한번에 하나씩만

한 번에 여러 가지 새로운 보조제를 복용하고 싶어 하는 마음을 이해한다. 나 역시 그렇다. 환자들을 돕기 시작했을 때 그들에게 어떤 보조제가 도움이 될지 잘 알고 있었기에 종종 여러 가지 보조제를 함께 사용할 것을 권했다. 효과가 있을 경우엔 굉장한 결과를 보였다.

그러나 문제가 발생하면 어떤 보조제가 원인인지 알 수 없었다. 결국 시행착오 끝에 1가지 보조제만 복용하는 것이 좋다는 결론을 내렸다. 1가지 보조제를 며칠간 복용하면서 효과가 어떤지 보는 것이다. 효과가 좀 있다거나 아무 변화가 없다면 다른 보조제를 추가하는 것이다. '아무 변화가 없을 경우'는 아직 보조제 효과가 나타날 정도의 시간이 되지 않았지만, 적어도 어떤 부작용도 나타나지 않았다는 뜻이다.

몸과 보조제에 대해 잘 파악하라

보조제 복용 전에 어떤 목적으로 만들어진 것인지 제대로 알아야 한다.

어떤 보조제를 구입해 처음 복용하려 할 때 여러분의 감정이 어떤지 확인해보라. 그런 다음 감정의 변화를 계속 체크한다. NADH 같은 보조제는 몇 분만 지나도 효과가 나타난다. 아세틸-L-카르니틴 acetyl-L-carnitine은 30분 정도, 아슈와간다 ashwagandha는 24시간 후에 효과가 나타나기도 한다. 보조제 복용 후 예상한 효과가 나타났는가? 느린 COMT 유전자가 이제는 빨리 작용하는 것 같은가? 아니면 빠른 MAOA 유전자의 속도가 늦어졌다고 느껴지는가?

몸에 대해서는 자신만큼 잘 아는 사람이 없다. 몸이 하는 말에 귀를 기울이지 않고는 필요한 보조제가 무엇인지, 더는 복용하지 않아도 되는 때가 언제인지 알 수가 없다.

펄스법을 따르라

'펄스법pulse method'은 얼마나 많은 보조제가 필요한지, 어느 시점에서 복용량을 늘리거나 줄이고 혹은 완전히 끊어야 하는지 알아내는 방법이다.

그래프에서 보듯 기분이 더없이 좋은 순간이 보조제를 줄이거나 중단해야 할 때다. 먼저 복용을 시작한 뒤 더는 줄일 수 없을 때까지 복용량을 서서히 줄인다. 시간이 지나 기분이 나빠진다면 다시 복용량을 늘리면 된다. 만일 다른 증상이 나타난다면 복용량이 너무 많은 것일 수 있다.

경험상 효과가 뛰어났던 보조제를 몇 가지 소개한다. 꼭 필요할 때에만 복용하고 펄스법을 활용할 것을 권한다.

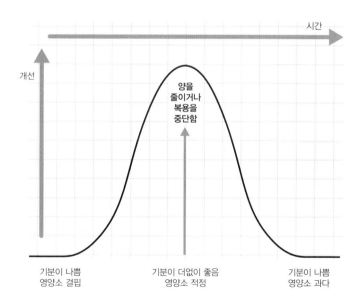

인공 엽산이 들어 있지 않은 종합 비타민이나 미네랄

유전자가 제대로 작동하려면 특정 영양소에 의존해야 한다. 그런데 많은 사람들이 영양소를 충분히 섭취하지 못해 최적의 유전자 기능을 유지하지 못한다. 좋은 종합 비타민이나 미네랄은 이런 문제를 해결하는 데 많은 도움이 된다. 단, 인공 엽산이 들어 있지 않은 것을 복용하도록 하라. 인공 엽산은 유전자를 깨끗하게 만들기는커녕 더 럽힐 수 있다. 가장 뛰어난 형태의 엽산 보조제인 메틸 엽산이나 폴린산folinic acid(앞에서 언급한 폴산folic acid이 아니다. - 역자)이 들어 있는 종합 비타민을 선택하라. 철분 결핍 상태가 아니라면 철분은 염증을 유발할 수도 있으니 철분이 없는 것을 선택하는 것이 좋다.

- 피곤하거나 뇌 혼미 증상을 보인다거나 도움이 필요하다고 느낄 때만 종합 비타민을 복용하라. 기분이 더없이 좋아졌을 때 복용을 중단하라.
- 종합 비타민의 필요를 느낀다면 아침 식사 때 권장 복용량의 1/2 혹은 1/4만 복용하라.
- 아침 식사 때 복용한 뒤에도 계속해서 필요를 느낀다면 점심 식사 때 권장 복용량의 1/2 혹은 1/4 정도 더 복용하라.
- 잠자리에 들기 5시간 전부터는 절대 종합 비타민을 복용하지 말라. 비타민 B군은 자극이 강해 숙면을 방해할 수도 있다.

전해질

많은 사람들이 나트륨, 칼륨, 염소, 칼슘, 마그네슘, 인 등 몸의 전기 운반체인 전해질이 부족한 경우가 많다. 전해질 수치가 낮으면 전기

에너지 또한 낮아진다. 전해질이 부족할 때 나타나는 일반적인 증상은 근육 수축, 부정맥, 정신적·육체적 피로, 뇌 혼미, 빈뇨, 수분 섭취 직후의 배뇨, 일어설 때의 어지럼증, 땀을 잘 흘리지 않는 것 등이 있다. 그럴 경우 칼륨, 마그네슘, 염화물, 나트륨, 타우린이 들어 있고 식용 색소 같은 인공 물질과 설탕이 없는 전해질 보조제를 섭취한다. 타우린은 전해질 운반을 돕는 역할을 하므로 함께 섭취하는 것이 좋다.

- 운동 전 또는 산책 중에 전해질을 섭취하라.
- 위에서 설명한 증상이 없을 경우 또는 운동이나 사우나를 하지 않는 경우 전해질 섭취를 중단하라.
- 전해질을 섭취한 뒤 변비 증상이 있다면 물을 더 마시거나 전해질 섭취를 하루 생략하라.

강장제

스트레스 해소에 도움을 주는 허브 화합물을 '강장제adaptogen'라 한다. 대표적인 강장제로는 아슈와간다, 로디올라rhodiola, 가시오갈피, 시계꽃, 야생 귀리 등을 꼽을 수 있다. 비타민 B5, C 역시 스트레스 해소에 도움이 된다.

- 강장제는 스트레스 상태에서 벗어날 힘을 주므로 매일 복용하는 게 좋다. 휴가 중에는 보통 스트레스 수치가 낮아지므로 복용을 생략해도 된다.
- 아침 식사 때 복용한다. 스트레스가 심할 때는 점심 식사 때도 추가로 복용한다.

지금까지 언급한 보조제를 복용하면서 최대한 많은 약을 줄이게 될 것이다. 물론 약을 줄일 때는 반드시 의료 전문가의 조언을 받아야 한다.

- 제산제처럼 처방전 없이 살 수 있는 약은 가능하다면 정리하는 것이 좋다. 일부 약은 갑자기 끊으면 억제되었던 증상이 더 심하게 나타나는 '반동' 현상이 나타날 수 있다. 반드시 의료 전문가의 도움을 받아 서서히 복용량을 줄여 반동을 피하라.
- 처방을 받았다면 처방해준 전문가의 허락이나 조언 없이 복용을 줄이거나 중단하면 안 된다. 마음대로 복용량을 줄이거나 복용을 끊을 경우 심각한 문제가 발생할 수 있다.

기본 클린 1주차: 해독

음식을 플라스틱 용기에 담지 마라. 대신 스테인리스강, 유리, 도자기를 사용하라. 식음료를 만들거나 보관하고 먹는 데 사용하는 모든 용기에 적용되는 지침이다.

눌어붙지 않는 팬이나 조리 기구를 피하라. 눌어붙지 않는다는 것은 코팅이 되어 있다는 의미이다. 고온에서 요리하지 않고, 음식을 뒤집거나 접시에 옮겨 담기 전에 몇 분간 불에서 빼내면 눌어붙지 않고 부드럽게 꺼낼 수 있다.

방향제처럼 향기 나는 제품을 피하라. 비누, 건조기용 섬유 유연제, 티슈 등 향기 나는 제품이 많다. 기업들은 마케팅 차원에서 깨끗한 것은 좋은 냄새가 난다고 설득해왔다. 정말 깨끗하다면 어떤 냄새도 나지 않는다. 향이 있다면 냄새 때문에 유전자가 더러워진다.

살충제나 제초제를 멀리하라. 살충제나 제초제는 음식, 학교, 공원, 직장 등 어디에서나 만날 수 있다. 여러분 집의 베란다 화분이나 뒤뜰부터 바꿔라. 식초와 물을 섞으면 훌륭한 제초제가 된다. 건강한 흙에서는 화학물질 없이도 건강한 식물이 자란다.

주변 환경을 꼼꼼히 살펴보라. 벽이나 천장, 바닥 등 습기가 찬 곳을 중심으로 곰팡이나 기타 독성 물질이 자랄 수 있는 곳이 있는지 꼼꼼히 살펴보라. 그런 뒤 청소와 곰팡이 제거 계획을 세워 화학물질로부터 자신을 지켜라.

땀을 흘려라. 운동을 하든, 따뜻한 옷을 잔뜩 껴입고 빨리 걷든, 엡솜 소금욕을 하든 다 좋다. 전해질을 보충할 수 있다면 약 50°C 정도의 환경에서 사우나나 핫요가를 해보라. 사우나를 할 때에는 마사지 롤러로 근육을 풀어주고 드라이 브러싱을 해서 피부를 관리하라. 절대 사우나실에 오래 머물지 마라. 어느 정도 됐다고 느끼면 끝내라. 사우나나 핫요가를 마치면 비누로 땀을 깨끗이 씻어내라. 다음 날에도 같은 방식으로 땀을 흘려보라. 땀을 흘린 뒤 한두 시간 동안은 격한 운동이나 성관계를 하지 마라.

기본 클린 1주차: 수면

이상적인 취침 시간은 밤 10시 30분이다. 평소 이보다 늦게 잠자리에 든다면 하루걸러 30분씩 잠자리에 드는 시간을 앞당겨보라.

수면의 질을 개선하라. 다음 방법을 상황에 따라 적절히 사용하면 눈에 띄는 변화가 일어날 것이다.

숙면을 위한 팁

빠른 MAOA 유전자를 갖고 있지 않다면, 잠들기 전 3시간 내에는 아무것도 먹지 마라. 빠른 MAOA 유전자를 갖고 있는 사람은 숙면을 취하는 것이 힘들 수 있다. 이럴 때는 잠들기 전 30분 이내에 가벼운 간식을 먹으면 숙면에 도움이 된다. 이때는 저녁 식사 후 남은 음식을 조금 먹는 것으로 충분하다.

오후 2시 이후에는 카페인을 먹지 마라. 아예 먹지 않을 수 있다면 가장 좋다.

컴퓨터나 스마트폰 등 전자 기기에 블루 라이트 차단 필터를 사용하라.

창문을 열어 맑은 공기가 들어오도록 하라. 춥다면 담요로 몸을 감싸라.

취침등을 사용하지 마라. 또한 외부 가로등이나 이웃의 조명도 차단하라. 가능하다면 이웃에게 부탁해 조명을 끄도록 하라. 밝은 조명이 숙면을 방해하기 때문이다.

다른 사람에게 부탁해 밤에 코를 골거나 입으로 숨을 쉬는지 확인하라. 만일 그렇다면 치과 의사와 상담해보라. 코골이와 구강 호흡은 숙면을 방해할 뿐 아니라 NOS3 유전자를 더럽게 한다.

잠들기 전에는 종합 비타민이나 타이로신을 복용하지 마라. 그리고 생강, 고추, 인삼, 마늘, 계피 같은 재료는 각성 효과가 있어 자칫하면 숙면을 방해할 수 있다.

숙면을 도와주는 스마트폰 앱이나 기기를 활용해 수면 상태를 점검하라. 나 역시 수면 패턴을 알아내 습관을 바꾸자 수면의 질이 좋아졌다. 이전에는 평균 6분의 숙면과 1시간 정도의 렘 수면rapid eye movement sleep, 깨어 있는 상태에 가까운 수면을 취했었지만 이제는 평균 45분의 숙면과 3시간 정도 렘 수면으로 개선되었다.

기본 클린 1주차: 스트레스 해소

밖으로 나가 산책을 하고 스포츠를 즐기고 친구를 만나거나 주변의 아름다움을 누려라. 여름에는 하루에 15분 정도 자외선 차단제를 바르지 말고 햇빛에 피부를 노출하라. 그런 뒤 건강에 좋은 자외선 차단제를 바를 것을 권한다.

매일 5분씩 스트레칭을 하라. 일어난 후 아침의 첫 동작으로 요가의 기본 동작 중 하나인 '태양 예배 자세'를 추천한다.

호흡에 집중해서 천천히 그리고 일정한 속도로 코로 숨을 쉰다. 중간에 숨을 멈추거나 코를 골거나 하품을 하거나 입으로 숨을 쉬지 않는지 잘 살펴라. 공기가 코로 들어왔다가 나가는 것이 느껴져야 한다. 사람들은 스트레스를 받으면 아래쪽 배로 천천히 깊게 숨을 쉬지 않고 위쪽 가슴으로 빠르면서도 얕게 숨을 쉰다. 그런 패턴을 바꿔 스트레스를 받더라도 천천히 깊게 호흡할 수 있도록 하라. 이렇게 하면 효과적으로 스트레스를 해소할 수 있다. 또한 집중력이 좋아지고 생각도 명료해진다.

스트레스가 쌓일 때, 불안함을 느낄 때, 손발이 찰 때, 긴장이 풀리지 않을 때, 입안이 건조할 때 활용할 수 있는 간단한 운동을 소개한다.

- 허리를 세워 똑바로 앉거나 바닥에 등을 붙이고 누워 한 손은 가슴에 얹고 다른 한 손은 배에 얹고 코로 숨을 쉰다. 이때 두 손의 움직임을 살펴보라. 배에 얹은 손이 먼저 움직이고 이어서 가슴에 얹은 손이 움직여야 한다. 숨을 들이마셨다 내쉬는 것을 한 번으로 친다.

- 코로 약간 찬 공기가 들어가 다시 나올 때는 약간 따뜻해지는 것을 확인하라. 그런 다음 의식적으로 속도를 늦춘다. 언덕을 오르는 것처럼 숨이 가쁘다는 느낌이 들 것이다.

- 가능한 한 조금이라도 더 속도를 늦춰보라. 코로 공기가 들어왔다 나가는 것이 거의 느껴지지 않을 만큼 느리게 숨을 쉰다. 타이머를 5분에 맞추고 시간이 다 될 때까지 계속해보라. 이 과정에서 손발이 따뜻해지고 코막힘 현상이 줄어드는 것을 경험할 수 있다. 또한 입안에 침이 더 많이 나고 평온한 기분을 느끼게 될 것이다.

기본 클린 1주차: 완벽한 하루

기본 클린 과정에서 참고할 수 있는 하루 일정 예시를 소개한다.

이것을 참고해 일정을 계획해보라. 클린 목록 1을 참고해 무엇을 먹으면 좋을지 결정한다.

기상

해가 뜰 때 자연스럽게 일어나거나 수면 관리 앱에서 추천하는 시간에 일어나라. 사과 식초 1티스푼 또는 막 짜낸 신선한 레몬즙을 섞은 물을 1/2컵 정도 마셔라. 그리고 요가의 기본 동작 중 '태양 예배 자세'를 하라.

아침 식사

평상시보다 배가 고프지 않다면 식사를 건너뛰고 허기가 느껴질 때 먹어라.

아침 식사를 하지 않을 때 기분이 어떤지 잘 살펴보라. 식사를 하지 않았는데도 머리가 맑고 집중도 잘 된다면 굳이 먹을 필요가 없다는 의미다. 반대로 머리가 멍해지고 피곤이 느껴지고 배가 고프다면 식사를 하라.

허기져 쓰러질 것 같거나 한기를 느낄 때까지 기다렸다 먹는 것은 좋지 않다. 이런 현상은 혈당이 급격히 떨어졌을 때 나타나는 증상이다. 혈당이 떨어지면 탄수화물과 설탕에 대한 갈망이 커져 온종일 탄수화물과 설탕을 과다 섭취한다. 수시로 '지금 내 기분이 어떻지?'라는 질문을 던지면 자신의 상태를 좀 더 빠르게 알아차릴 수 있다.

업무 시간

바다 소금 같은 전해질을 넣은 여과된 물을 1병씩 가지고 다녀라.

업무를 시작하기 전 10분 정도 산책을 해 맑은 공기를 마시고 몸도 움직여라.

업무 중에는 오로지 일에 집중하고 시간을 정해 자유 시간을 가져라. 매일 가장 우선적으로 처리할 일을 3가지 정도 정하고 반드시 처리하라. 3가지가 넘으면 다 처리하기 힘들어진다. 계획한 일을 다 끝내지 못하면 좌절을 느끼거나 자괴감에 빠질 수도 있다.

주요 목표, 의제에 집중하지 못하게 방해하는 일은 단호히 막아라.

매 시간마다 자리에서 잠시 일어나 움직여라. 여건이 허락한다면 가벼운 운동을 하거나 계단을 한두 층을 오르내리는 것도 좋다. 잠시 밖에 나가 맑은 공기를 쐬는 것이 더 좋다.

점심 식사

식사 중에는 전자 기기를 사용하지 말고 운전도 하지 마라. 앉아서 여유를 갖고 느긋하게 식사를 하며 다른 사람과 대화도 나눠라.

저녁 식사와 이후 휴식

하루 동안의 활동량과 몸 상태를 고려해 저녁 식사를 하라. (13장 '유전자 식사 가이드'를 참고하라.)

운동, 독서, 하이킹 등 취미 생활을 하라. 또한 장을 보거나 세탁이나 청소를 하라.

퇴근 후에는 가능하면 전자 기기를 사용하지 않는다. 하루 중 감사

할 만한 일을 적어보고 5분간 명상의 시간을 가진다.

수면

7시간에서 8시간 정도 자는 것이 좋다. 무리해서 깨어 있지 말고 밤 10시 30분 전에는 잠자리에 들도록 하라. 그리고 잠들기 전 여과된 물을 한 잔 마신다. 스마트폰은 비행기 모드로 바꾸고 와이파이도 끈다. 만약 수면 관리 앱을 사용한다면 작동시킨다.

주말

친구나 가족과 함께 시간을 보내거나 홀로 있는 시간을 계획한다. 성취감을 느낄 수만 있다면 집에서 편히 쉬는 것도 좋다. 일정에 쫓겨 어쩔 수 없는 경우가 아니라면 절대 일하지 않는다.

한 주 동안 감사했던 일에 대해 일기를 쓴다.

새로운 한 주를 위해 세탁을 하고 집을 청소한다. 청소를 할 때는 가족들이 역할을 분담해 모두 참여한다.

평소 습관에서 크게 벗어나지 않는 범위에서 기상과 취침 시간을 정한다.

휴가

필요한 것과 원하는 것을 반영해 미리 계획을 짠다.

자녀가 있다면 대부분의 계획이 아이들 위주로 세워질 것이다. 자녀가 다니는 유치원이나 학교의 방학 기간을 미리 파악하면 계획을 세울 때 좋다.

특별한 날

이따금씩 하루 휴가를 내 배우자나 아이들을 놀라게 해준다. 여건이 허락한다면 가족과 함께 짧은 여행이나 나들이를 간다. 그날은 오직 가족과 시간을 보낸다.

누구나 일, 휴식, 여가, 재충전 등이 균형을 이뤄야 한다. 우리 몸은 자연스러운 리듬을 따라 먹고 잠들지만 규칙을 정해 몸을 도와줄 필요가 있다. 오랜 시간 자리에 앉아 일을 한다면 1시간마다 몸을 움직이도록 하라. 일을 하다 동료들과 간단한 다과를 먹으면 잠시 쉬면서 즐기는 시간으로 삼아 스트레스에서 벗어나 긴장을 풀 수 있도록 하라. 스트레스는 측정 가능한 건강의 중요한 요소이다. 잘 계획된 하루 일정은 스트레스를 효과적으로 해소해 유전자에게 큰 도움이 될 것이다.

기본 클린 2주차: 음식

1주차의 일정을 계속 이어가면서 다음과 같은 변화를 준다.

· 음식을 잘 소화시킬 수 있는 방법을 찾는다. 아직도 식사를 하면 배에 가스가 차고 붓는다면 소화 기능을 더 강화해야 한다. 사과 식초 1티스푼을 섞은 여과된 물 1/2잔 정도를 준비해 아침에 산책을 하면서 마신다. 조금씩 마시다 위가 따뜻하게 느껴지면 멈춘다. 만약 위궤양이 있거나 의심되면 마시지 않는다.

· 친구들이나 가족과 대화를 나누며 편안하게 식사하라. 자극적인 패스트푸드가 끌릴 때도 있고 바쁠 때는 일하면서 대충 때우려 할 수도 있다. 절대 안 된다. 식사 시간은 다시 일을 할 수 있도록 단순히 위를 채우는 시간이 아니다. 여러분 자신과 세포, 유전자에 영양분을 공급할 기회이니 이 시간을 즐겨라. 동료나 가족과 마음을 나누고 친밀감을 형성할 수 있는 좋은 기회이기도 하다.

기본 클린 2주차: 보조제

· 액체 형태의 글루타티온을 복용하라. 단, 종합 비타민과 함께 복용해야 한다. 종합 비타민은 몸이 글루타티온을 사용하는 데 필요한 영양소를 공급하기 때문이다.

- 처음 3일은 아침 식사나 점심 식사 전에 딱 3방울만 복용한다. 이후 부작용이 없거나 좋아지는 것 같다면 이후 3일 동안 하루에 1/2티스푼으로 양을 늘린다. 그래도 부작용이 없거나 좋아지는 것 같다면 이후 3일 동안 하루에 1티스푼으로 양을 늘린다. 계속 좋아진다면 3주 동안 같은 양을 복용한 뒤 다시 필요할 때까지 글루타티온을 복용하지 않는다.

- 어느 때라도 상태가 나빠지면 글루타티온 복용을 바로 멈춘다. 대신 2주 동안 몰리브덴molybdenum과 소화 효소를 복용한다. 상태가 좋아지면 다시 글루타티온을 복용하라.

- 숨을 쉴 때, 겨드랑이 혹은 방귀에서 유황 냄새가 나거나 아황산염에 민감하다면 몰리브덴을 복용하라. '펄스법'을 활용해 75μg으로 시작한다. 대부분 첫 복용 후 며칠 내로 문제가 해결될 것이다. 그래도 좋아지지 않는다면 이후 일주일 동안 복용량을 늘리고 유황이 들어 있는 음식을 줄인다. 그런 뒤 다시 액체 형태의 글루타티온을 복용한다.

- 식사 중이나 식사 후에 배에 가스가 차 붓거나 트림이 나온다면 소화력을 높여주어야 한다. 췌장 효소와 베타인 염산염 복용을 고려해보라. 지방이나 오일이 잘 받지 않는다면 지방 분해 효소인 리파아제 또는 타우린 250mg 정도 복용을 권한다.

- 식사 때 베타인 염산염, 소화 효소, 타우린을 먹는다. 가벼운 식사를 할 경우 필요 없을 수도 있다. 경험을 통해 언제 필요하고 언제 필요하지 않은지 배워라.

- 궤양이 있다면 회복되기 전까지 베타인 염산염이나 소화 효소를

먹지 마라. 위궤양 치유에는 아연 카르노신, L-글루타민L-gluta-mine 등을 활용하라.

기본 클린 2주차 : 해독

- 가정용 세제를 멀리하라. 세제 없이 뜨거운 물, 향 없는 비누, 식초, 소금, 베이킹 소다 등으로도 충분하다. 뭐든 인위적인 향이 있다면 유전자를 더럽힌다.
- 물 여과 장치를 설치하라. 다단계 물 여과 장치를 사용하면, 큰 돈 들이지 않고 깨끗한 물을 마실 수 있다. 생수는 물 자체의 품질이 떨어지고 포장 및 운송 방식이 환경을 해친다. 자연 여과 방식의 장치는 사용하지 마라. 그런 장치는 염소만 걸러내고, 플라스틱을 사용하며, 다른 필터와 비교해 가격도 비싸다. 샤워기에 여과 장치를 달아 물에서 염소를 제거하도록 하라. 염소는 폐와 피부, 머리카락에 해롭다. 여과 장치를 달면 일주일도 안 돼 피부와 머릿결이 좋아지는 게 느껴질 것이다. 일단 익숙해지면, 로션이나 크림을 바르지 않아도 될 수 있다.
- 헤파HEPA 필터 공기청정기를 사용하라. 값싼 공기청정기는 먼지를 모으기보다는 오히려 날린다. 투자라 생각하고 사용 후기가 좋은 공기청정기를 구입해 오래 쓰는 것이 이익이다. 가능하다면 유전자를 더럽힐 수 있는 먼지나 화학물질을 줄일 수 있도록 카펫을 타일이나 돌 또는 나무로 교체할 것을 권한다.

- 공기청정기 필터를 청소하거나 교체하라. 더러워진 공기청정기를 그대로 쓰면 GST/GPX 유전자에 더 많은 부담을 주어 다른 유전자까지 전부 더럽힌다.
- 싱크대 아래 배수 파이프를 청소하라. 가능하다면 분해한 뒤 뜨거운 비눗물을 뿌리면서 솔로 깨끗이 청소하라. 마찬가지로 파이프 안쪽도 깨끗이 문지르도록 하라. 배수 파이프 청소용 세제를 활용할 수도 있다. 그 안에 온갖 더러운 게 들어 있는 것을 보고 놀랄 것이다.

기본 클린 2주차: 수면

- 밤 10시 30분이 되면 잠들도록 하라. 생체리듬을 태양에 맞춰 자고 일어나면 자연스럽게 에너지가 차고 넘친다.
- 태양과 함께 일어나라. 매일 아침 햇빛이 방 안에 들어오게 하라. 수면 중 불빛을 차단하기 위해 블라인드를 사용한다면 자동 타이머를 사용하라. 그럴 수 없다면 알람을 사용해 아침 햇빛을 맞이하도록 하라.

기본 클린 2주차: 스트레스 해소

- 잠자리에 들기 전 최소 3분씩 명상을 하라. 중요한 건 꾸준히 하

는 것이다. 매일 3분씩 하는 것이 일주일에 단 한 번 20분 동안 하는 것보다 더 효과가 있다.

- '뉴스 단식'을 하라. 대부분의 뉴스는 부정적이다. 그런 정보를 뇌에 넣는 건 자신을 망가뜨리는 짓이다. 나는 10년 이상 뉴스를 보지 않고 있다. 대신 주변에서 일어나는 일들만 살필 뿐이다. 여러분도 할 수 있다. 꼭 알아야 할 뉴스만 보고 나머지는 무시하라.

- SNS 이용 시간을 줄여라. 하루에 2번 정도 SNS를 이용하는 건 괜찮다. 그보다 더 자주 들여다보고 있거나 충동적으로 자꾸 들여다보고 있다면 SNS에서 휴식을 취하는 게 아니라 스트레스를 받고 있는 것이다. 스마트폰이나 컴퓨터 모니터에서 나오는 자극적인 푸른 빛도 스트레스를 준다. 더 큰 문제는 온라인에서 보내는 시간만큼 친구나 가족과 실제로 함께할 시간이 줄어든다는 데 있다. 사랑하는 사람들과 함께 시간을 보내면 안정감을 갖고 유대감도 느낄 수 있다. 현실 세계에 직접 참여하기 때문에 스트레스도 줄어든다. '기본 클린'과 '집중 클린'을 하면서 SNS를 멀리해보라. 얼마나 기분이 좋아지는지 절감하게 될 것이다.

나는 가족과 함께 몇 년간 유전자 클린 프로그램을 실천했다. 그리고 전 세계의 환자들과 공유했다. 덕분에 많은 사람들로부터 평생 괴롭혀온 건강 문제가 해결됐다는 감사 편지를 받곤 한다. 이 방식이 여러분에게도 도움이 되리라는 걸 확신한다.

서두르지 않아도 된다. 이 프로그램이 도움이 되고 해볼 수 있는 최선이라고 느낀다면 족하다. 이만하면 됐다고 생각될 때까지 유전자 클린을 계속하라. 계속 좋아지고 있는 한 집중 클린으로 넘어갈 필요는 없다.

유전자를 깨끗한 상태로 유지하는 유전자 클린 프로그램은 생활 방식 그 자체이다. 일시적인 프로그램이 아니다. 나는 스트레스를 많이 받았을 때, 병이 났을 때, 각종 화학물질에 노출됐을 때 등 몸 상태가 좋지 않을 때마다 몸의 느낌에 집중하고 클린 목록 2를 참고해 어떤 유전자가 더러워져 있는지 체크한다. 그 후 집중 클린을 실시한다. 회복이 되면 평소처럼 기본 클린으로 돌아온다.

지금까지는 아무도 유전자를 깨끗이 씻는 법을 가르쳐 주지 않았겠지만, 이제부터는 직접 깨끗이 씻어낼 수 있다. 유전자 클린 프로그램 과정을 즐겨라. 2주 후면 훨씬 좋아진 몸 상태를 경험할 것이다.

13

오늘의 식사가
내일의 유전자를 좌우한다

식단을 바꾸는 일을 조금이라도 더 쉽고 간단하게 하고 싶을 것이다. 이제 여러분에게 식이 프로그램을 소개하려 한다. 나는 여러분이 무슨 일을 하는지, 어디에 사는지, 어떤 음식을 싫어하는지 모른다. 그래서 한 가지 레시피를 알려주는 대신 건강에 도움이 될 여러 가지 레시피를 제공하려 한다. 이 레시피 중 상당수는 현재 내가 가족들과 함께 먹고 있는 메뉴이기도 하다. 각 레시피에는 어떤 유전자에 도움이 되고 어떤 유전자는 오히려 더 더러워질 수 있는지도 소개했다.

앞에서 작성한 클린 목록 1과 유전자 클린 프로그램 2단계인 집중 클린을 시작할 때 작성하게 될 클린 목록 2를 기준으로 도움이 될 레시피를 선택하면 된다.

모든 유전자에게 도움이 되는 레시피를 만들기란 거의 불가능하다.

어떤 유전자가 문제를 안겨주는지에 따라 선택할 수 있다.

일례로, 일부 레시피에는 토마토가 들어간다. 만일 DAO 유전자가 더러워져 있다면 토마토는 빼고 DAO 유전자를 도울 다른 재료를 찾아야 할 것이다. 깨끗한 DAO 유전자를 갖고 있으면서 토마토를 좋아한다면 더없이 좋은 레시피일 것이다.

유전자 클린을 위한 레시피 가이드

다음은 어떤 유전자가 더러워져 있는지와 관계없이 모든 사람에게 적용될 수 있는 조언이다.

- 12시간에서 16시간 정도 금식한다.
- 마음이 차분하거나 편할 때만 식사를 한다.
- 식사 중에는 먹는 것에만 집중하라. 먹으면서 일을 하거나 전자기기를 사용하지 않는다. 함께 식사하는 사람들과 대화만 한다.
- 하루에 최대 3끼만 먹고 간식은 먹지 않는다.
- 80% 정도 포만감이 들 때 먹는 것을 멈춘다.
- 음식에 대한 갈망과 배고픔을 구분하는 방법을 익힌다.
- 배가 고플 때만 먹는다.
- 자기 전 3시간 이내에는 아무것도 먹지 않는다. (단, 빠른 MAOA 유전자를 갖고 있지 않다면 잠들기 1시간 전에 가벼운 간식을 먹는 게 좋을 수도 있다.)
- 매 끼니마다 단백질, 탄수화물, 지방의 균형을 맞춘다.

- 가능하면 유기농 식품을 먹고 매년 미국 환경연구단체가 선정해 발표하는 '더러운 12가지 음식'은 피한다.

이제 더러워진 유전자를 도울 레시피를 어떻게 고를 것인지 좀 더 구체적으로 살펴보자.

MTHFR 유전자
- 잎이 많은 채소 혹은 콩이 포함된 레시피
- PEMT 유전자에 도움이 되는 레시피

느린 COMT 또는 느린 MAOA 유전자
아침 식사: 단백질, 탄수화물, 지방의 균형이 잡힌 레시피

점심 식사: 단백질, 샐러드, 지방의 균형이 잡힌 레시피

저녁 식사: 적은 단백질, 보다 많은 샐러드, 지방이 들어간 레시피

빠른 COMT 또는 빠른 MAOA 유전자
아침 식사: 단백질, 탄수화물, 지방의 균형이 잡힌 레시피

점심 식사: 단백질, 샐러드, 지방의 균형이 잡힌 레시피

저녁 식사: 적은 단백질, 탄수화물, 지방의 균형이 잡힌 레시피

DAO 유전자
- 남은 음식이 아닌 금방 조리한 음식
- 요리하기 직전에 씻어 말린 신선한 해산물과 고기

- 히스타민이 함유된 음식이 적게 포함된 레시피
- 히스타민 함유량이 많은 음식을 줄이거나 없앤 레시피

GST/GPX 유전자

- 샐러드 레시피
- 달걀, 잎사귀 채소, 십자화과 채소가 포함된 레시피

NOS3 유전자

- GST, MTHFR, PEMT 유전자에 도움이 되는 레시피
- COMT, MAOA 유전자의 균형이 맞는 레시피
- 견과류와 씨앗류가 포함된 레시피

PEMT 유전자

- 달걀, 비트, 퀴노아, 양고기 등이 포함된 레시피
- MTHFR 유전자에 도움이 되는 레시피

모든 조리 과정에서는 가능하다면 유기농 재료와 여과된 물을 사용하라. 공장식 농장에서 생산된 고기, 생선, 농작물, 여과되지 않은 물은 유전자를 더럽게 만든다. 시중에서 흔히 볼 수 있는 식용 소금 대신, 미네랄이 풍부한 히말라야 소금이나 켈트해 소금을 권한다. 음식은 약이다. 깨끗하고 건강에 좋은 음식을 먹어야 한다.

린치 가(家) 드레싱

재료 **월넛 오일·포도씨 오일·해바라기 오일 중 택1 1/4컵, 메이플 시럽 1~2테이블
스푼, 사과 식초 또는 타마리(일본식 간장) 1~2테이블스푼, 갓 짜낸 레몬즙
또는 라임즙 2테이블스푼, 다진 마늘 1~2티스푼, 얇게 간 신선한 생강 1~2
티스푼, 막 갈아낸 후추 1/4티스푼, 물 1/8컵**

1 모든 재료를 조그만 유리병에 넣고 잘 섞는다.

2 이 드레싱은 몇 주 정도는 냉장고에 보관해도 된다.

채소 볶기

① 기본 볶기

감자, 콜리플라워, 홍당무, 양파, 방울 양배추, 스쿼시 호박, 마늘, 모든 뿌리채소는 볶음 요리에 안성맞춤이다. 남은 볶은 채소는 맛있는 샐러드 재료나 간식거리가 된다.

1 준비한 채소를 비슷한 크기와 모양으로 잘라 오일과 섞는다. 볶는 시간은 채소에 따라 달라진다. 콜리플라워, 감자, 홍당무, 스쿼시 호박 같이 단단한 채소는 살짝 부드러워질 때까지 미리 데치면 시간을 절약할 수 있다.

② 고온에서 살짝 볶기

3~7분 정도 짧게 고온에서 채소를 볶는 방식이다. 채소를 한입에 먹기 좋게 자르는 것이 중요하다. 그래야 모든 재료가 동일한 정도로 익을 수 있다.

조리 시간은 채소 종류에 따라 달라진다. 그린빈, 주키니 호박, 버섯, 아스파라거스, 옥수수, 토마토는 금방 익는다. 방울 양배추, 브로콜리, 콜리플라워는 익는 데 중간 정도의 시간이 걸린다. 감자, 홍당무처럼 밀도가 아주 높은 채소는 물에 삶거나 미리 익히는 것이 좋다. 여러 채소를 조리할 때는 조리 시간이 가장 긴 재료를 먼저 넣어야 한다. 각 채소의 맛과 식감이 최대한 살아나도록 하는 것이 가장 중요하다.

1 채소를 한입에 먹기 좋게 자른다. 크기가 일정해야 한다.
2 평평하고 넓은 팬에 아보카도 오일을 두른다. 중간 불에서 팬을 가열한다.
3 오일이 보글거리기 시작하면 잘게 썬 마늘을 넣고 이어서 채소를 넣는다. 너무 많은 재료를 넣지 말고 필요하다면 두 번에 나눠 조리하는 것이 좋다. 채소를 휘저으면서 포크가 부드럽게 들어갈 때까지 익힌다.
4 채소를 불에서 꺼내기 1분 전에 기호에 따라 소금, 후추를 비롯해 필요한 허브와 향신료로 간을 한다.

채소 숨 죽이기(2인분)

특징   근대, 시금치, 에스카롤, 어린 케일, 민들레 어린 잎, 겨자 잎, 브로콜리 라브 같이 잎이 많은 부드러운 채소의 경우 이 조리법이 잘 통한다. 1인 분으로 빽빽이 채워 넣은 채소 2컵 정도의 양이 적절하다. (그다음 레시피부터는 필요에 따라 양을 늘릴 수도 있다.)

재료   가득 채워 넣은 채소 4컵, 얇게 썬 작은 마늘 3쪽, 기 버터 또는 아보카도 오일 2테이블스푼, 갓 짜낸 레몬즙 1테이블스푼, 굵은 천일염 약간, 갓 갈아낸 **후추** 약간

1 채소에서 거친 줄기는 빼낸다. 잎을 깨끗이 씻은 뒤 체에 담아 물을 뺀다. 단, 말리지 않는다.
2 오일을 두르고 약한 불에서 마늘이 갈색으로 변하기 전까지 살짝 볶는다. 마늘 이 익으면 중간 불로 올려 채소를 넣고 숨이 죽을 때까지 볶는다.
3 레몬즙을 추가한 뒤 소금과 후추로 간을 맞춘다.

곁들임 요리에 쓸 채소 준비

뒤에 소개할 점심 또는 저녁 식사 메뉴는 대부분 채소를 곁들여 먹는다. 채소는 어 디까지나 권고 사항이니 입맛에 따라 다른 채소로 바꿔도 된다.

재료를 섞지 않고 따로 가지런히 담은 샐러드도 손쉬운 곁들임 요리가 될 수 있다. 히카마, 파스닙, 잘게 썬 방울 양배추, 비트, 예루살렘 아티초크 같은 특이한 채소 역시 좋은 샐러드 재료다. 쌀, 감자, 수수, 퀴노아, 아마란스 같은 곡물을 쓰면 식감 이 더 좋아진다.

적색 치커리, 엔디브, 보스턴 상추, 비브 상추, 적색 양배추, 아루굴라, 시금치, 물냉 이, 머스터드 그린, 어린 상추 등을 활용하고 말린 과일, 견과류, 잘게 간 치즈 등을 함께 사용하면 더 달콤해지고 식감도 좋아진다.

수란을 곁들인 튀니지 수프(4인분)

병아리콩으로 요리한 아침 스튜. 수란 대신 삶거나 프라이한 달걀을 써도 된다. 핫소스는 마트에서 구입할 수 있는 하리사(홍고추를 재료로 만든 북아프리카 소스.-역자)를 쓰면 된다.

특징   모든 유전자에 도움이 된다.

주의   DAO 유전자가 더러워져 있다면 핫소스를 빼도 된다.

재료   닭고기 수프나 채소 수프 4컵, 수분을 뺀 병아리콩 450g, 5cm 크기로 자른 근대나 겨자 잎 4컵, 쿠민 가루 1테이블스푼, 파프리카 1티스푼, 굵은 천일염 12티스푼, 핫소스 1티스푼, 갓 짜낸 레몬 즙 2테이블스푼, 차가운 큰 달걀 4개, 글루텐이 들어 있지 않은 두툼한 빵 4조각(구워서), 핫소스(하리사)

1 수프를 조그만 냄비에 넣고 중불에서 가열한다. 거기에 병아리, 채소, 쿠민, 파프리카, 소금, 핫소스를 넣는다. 채소의 숨이 죽을 때까지 가열한다.

2 수란을 만들기 위해 팬에 물을 7~8센티미터 정도 깊이로 채운다. 레몬즙을 넣어 젓고 중불에서 보글보글 끓인다. 달걀 2개를 깨서 물에 넣고 가열한다. 3분 정도 삶아 수란을 만든다. 노른자를 덜 익히려면 2분 정도, 완전히 익히려면 4분 정도 삶는다. 구멍이 뚫린 큰 스푼으로 달걀을 살살 건져내 종이 타월에 놓는다.

3 빵을 4개의 볼에 나눠 담는다. 빵 위에 수프를 골고루 나눈다. 그 위에 달걀을 얹고 마지막으로 핫소스를 추가한다.

아침 스무디(2인분)

톡 쏘는 베리와 아몬드 밀크, 섬유질과 식감을 위한 단백질이 풍부한 씨앗을 활용한 스무디는 빠르고 쉽게 영양 보충을 할 수 있어 바쁜 사람들에게 더없이 좋은 아침 식사이다.

특징	**모든 유전자에 도움이 된다.**
주의	**MAOA 유전자나 COMT 유전자가 빠르다면 단백질 파우더를 추가하고, 반대로 느리다면 덜어낸다.**
재료	**아몬드 밀크 3컵, 냉동 블루베리 반컵, 냉동 라즈베리 반컵, 치아씨 2테이블스푼, 아마씨 2테이블스푼, 햄프씨 2테이블스푼, 완두콩 단백질 파우더 1테이블스푼**(최대 1과 1/2 테이블스푼)

1   모든 재료를 믹서에 넣고 잘 섞는다.

스크램블 에그(2인분)

스크램블 에그에 채소의 섬유질과 영양소를 추가해 편하게 먹을 수 있는 메뉴이다. 달걀에 들어 있는 콜린과 케일에 들어 있는 메틸 엽산을 충분히 먹을 수 있다.

특징　모든 유전자에 도움이 된다.

주의　DAO 유전자가 더러워져 있다면 핫소스를 빼도 된다.

재료　기 버터 2테이블스푼, 달걀 5~6개, 굵은 천일염 1/2티스푼, 물 1/8컵, 다진 마늘 1쪽, 얇게 썬 노란 양파 1/2개, 케일(줄기는 0.6센티미터 정도로, 잎은 3센티미터 정도로 자른) 한 묶음, 큰 홍당무(껍질을 벗겨 반달 모양으로 얇게 썬) 1개, 썰어 놓은 조리된 햄이나 베이컨 3조각, 막 갈아낸 후추 1/4티스푼, 핫소스

1　기 버터 1테이블스푼을 팬에 넣고 중불에서 가열한다.

2　팬이 가열되는 동안 달걀, 소금, 물을 섞는다.

3　섞은 달걀을 달궈진 팬에 넣고 익을 때까지 주걱으로 저어준다. 그대로 불에서 빼내고 채소를 손질한다.

4　기 버터 1테이블스푼을 또 다른 팬에 넣고 중불에서 가열한다. 팬이 달궈지면 마늘과 양파를 넣는다. 갈색빛을 띨 때까지 잘 저어준다. 이후 케일 줄기, 홍당무, 햄(베이컨)을 넣는다. 홍당무가 약간 익으면 케일 잎을 추가한다. 후추와 추가 소금으로 간을 맞추고 맛을 낸다. 팬을 덮고 불을 끈 상태로 3~4분 정도 둔다.

5　스크램블 에그를 나눠 담고 채소를 위에 얹는다. 취향에 따라 핫소스를 추가한다.

페타 프리타타(4인분)

이 메뉴는 갓 조리했을 때는 물론이고, 식은 상태에서도 맛있게 먹을 수 있다. 단백질을 보충하고 싶다면 햄이나 소시지를 추가하면 된다.

특징	GST/GPX 유전자와 PEMT 유전자, 빠른 COMT 유전자와 느린 COMT 유전자, 빠른 MAOA 유전자와 느린 MAOA 유전자에 도움이 된다.
주의	DAO 유전자가 더러워져 있다면 치즈와 버섯을 빼고 절인 햄보다 신선한 햄을 사용한다.
재료	달걀 8개, 아몬드 밀크 4테이블스푼, 1cm 정도로 자른 양젖 또는 염소젖 페타 치즈 4테이블스푼, 굵은 천일염 1/2티스푼, 막 갈아낸 후추 1/2티스푼, 기 버터 1테이블스푼, 잘게 썬 양파 2테이블스푼, 1cm 정도로 자른 중간 크기의 버섯 6개, 1cm 정도로 자른 에스카롤 450g, 햄(깍둑썰기를 해 가열한) 1/2컵 또는 핫 소시지나 스위트 소시지(잘게 잘라 가열한) 2개

1 오븐을 250℃ 정도로 예열한다.

2 조그만 볼에 달걀과 아몬드 밀크, 페타 치즈 2테이블스푼, 소금, 후추를 넣고 섞는다.

3 30cm 정도 크기의 오븐용 냄비에 기 버터를 넣고 가열한다. 양파를 추가한 뒤 중불에서 반투명해질 때까지 5분 정도 볶는다. 이후 버섯을 추가해 5분 정도 볶는다. 마지막으로 에스카롤을 추가해 살짝 데쳐질 때까지 5~7분 정도 가열한다.

4 햄이나 소시지를 넣고 잘 저어 골고루 퍼지게 한다.

5 냄비에 달걀 섞은 걸 붓고 달걀이 굳어지기 시작할 때까지 가열한다.

6 남은 페타 치즈를 냄비에 흩뿌린다.

7 냄비를 뜨거운 오븐 안에 넣고 프리타타가 굳어지되 갈색으로 변하지 않을 때까지 5분 정도 굽는다.

퀴노아 죽(2인분)

아침 식사를 가볍게 먹는 스타일이라면 빨리 만들어 맛있게 먹을 수 있는 건강에 좋은 핫 시리얼 메뉴이다. 단백질을 추가하고 싶다면 베이컨과 염소젖 1잔 또는 달걀을 곁들이면 된다.

특징　　**유전자에게 직접 도움이 되진 않지만, 유전자를 더럽히는 과한 음식도 아니다.**

재료　　**물** 1과 3/4 컵, **퀴노아** 1컵, **굵은 천일염** 1/2티스푼, **기 버터** 1테이블스푼, **건포도** 약간, **아몬드** 약간 또는 **염소젖** 조금, **메이플 시럽**

1 퀴노아를 작은 냄비에 넣고 물을 조금 넣어 헹군다. 물은 버리고 헹군 퀴노아를 냄비에 그대로 둔다.
2 퀴노아에 나머지 물과 소금을 추가한 뒤 펄펄 끓인다. 약불로 줄인 뒤 뚜껑을 덮고 17분 정도 가열한다.
3 죽을 볼에 담고 위에 기 버터, 건포도, 아몬드 또는 염소젖을 얹는다. 취향에 따라 메이플 시럽을 조금 뿌린다.

견과류 오트밀(4인분)

하루를 건강하게 시작할 수 있는 쉽고 빠른 메뉴이다.

특징 NOS3 유전자와 COMT 유전자, MAOA 유전자가 느릴 경우 도움이 된다.

주의 MAOA 유전자나 COMT 유전자가 빠를 경우 단백질 보충을 위해 소시지 패티, 베이컨, 삶은 달걀을 추가하는 것이 좋다.

재료 물 4컵, 코코넛 오일 1테이블스푼, 곱게 간 계피 1테이블스푼, 곱게 간 올스파이스 1티스푼, 곱게 간 넛메그 1티스푼, 곱게 간 강황 1/4티스푼, 바닐라 에센스 1테이블스푼, 아몬드 버터 2테이블스푼, 글루텐 프리 롤드 오트 2컵, 아마씨 3/4컵, 생 호박씨 1/2컵, 생 해바라기씨 1/4컵, 잘게 썬 생 호두 1/2컵, 설탕을 넣지 않은 코코넛 크림 1/4컵, 잘게 썬 피스타치오 1/2 컵, 잘게 썬 아몬드 1/4 컵

1 중간 크기의 냄비에 물과 코코넛 오일, 향신료, 바닐라 에센스, 아몬드 버터를 넣고 천천히 끓이면서 저어주다가 약불로 낮춘다.

2 귀리와 씨앗류, 호두를 추가한다. 뚜껑을 덮고 죽이 원하는 농도가 될 때까지 가열한다.

5 조리가 끝나면 위에 피스타치오와 아몬드를 얹어 코코넛 크림과 함께 낸다.

아침 정찬(4인분)

이 메뉴에 필요한 훈제 송어는 마트의 생선 코너에서 포장된 상태로 구입할 수 있다.

특징   GST/GPX 유전자, PEMT 유전자, 빠르거나 느린 COMT 혹은 MAOA 유전자에 더없이 좋다.

주의   DAO 유전자를 가진 사람에게는 도움이 안 된다. 히스타민에 예민하다면 송어, 머스터드, 토마토를 뺀다.

재료   신선한 달걀 8개, 물, 마요네즈 3테이블스푼, 디종 머스터드 1테이블스푼, 핫소스 1/4티스푼, 굵은 천일염 1티스푼, 막 갈아낸 후추 1/2티스푼, 파프리카 가루 1티스푼, 익은 오렌지 또는 옐로우 토마토 4개, 작고 달달한 붉은 양파 1개, 반으로 쪼갠 무 12개, 손가락 한 마디 정도 크기로 자른 훈제 송어 350g, 어린 채소 또는 아루굴라 4움큼

---

1 바닥이 두꺼운 냄비에 물을 충분히 넣고 달걀을 삶는다.

2 큰 거품이 나면 냄비를 불에서 내린 뒤 뚜껑을 덮는다. 그대로 15분 정도 둔다. 이후 삶은 달걀을 건져내 찬물이 담긴 볼에 10분 정도 넣어둔다.

3 달걀의 껍질을 벗긴 뒤 길게 2등분하고 노른자를 빼낸다. 노른자는 마요네즈, 머스터드, 핫소스와 함께 으깬다. 소금과 후추를 추가해가며 간을 맞춘다.

4 흰자의 구멍에 노른자 으깬 것을 채워 넣고 파프리카 가루를 뿌린다.

5 접시에 달걀, 토마토, 양파, 무, 송어, 채소를 올린다.

채소 스무디(1인분)

이 스무디는 싱싱하고 달콤한 크림 느낌이 일품이다.

특징   MTHFR 유전자, GST/GPX 유전자, COMT 유전자나 MAOA 유전자가 느릴 경우 도움이 된다.

재료   **아보카도**(껍질 벗기고 씨를 뺀 뒤 잘게 썬) 1/2컵, **싱싱한 파슬리**(잘게 썬) 1/2컵, **싱싱한 바질**(잘게 썬) 1/4컵, **잘게 썬 케일** 1/2컵, **강판에 간 신선한 생강** 1/2티스푼, **막 짜낸 신선한 레몬즙** 1티스푼, **아몬드 밀크** 1/2컵, **MCT**(중간사슬지방) **오일** 1티스푼, **완두콩 단백질 파우더** 1테이블스푼

1   모든 재료를 믹서기에 넣고 잘 섞는다.

뿌리채소 수프(4인분)

고구마, 홍당무, 셀러리 뿌리, 타라곤 등은 수프에 달콤함을 더한다. 예루살렘 아티초크는 간 건강은 물론 장내세균에도 아주 좋다.

특징　모든 유전자에 도움이 된다. COMT 유전자와 MAOA 유전자가 빠르다면 닭 가슴살을 더 넣거나 다른 고기를 추가한다.

재료　코코넛 오일 2테이블스푼, 잘게 썬 양파 1개, 다진 생강 2쪽, 고구마 3개, 홍당무 3개, 파스닙 3개, 순무 2개, 셀러리 뿌리 1개, 예루살렘 아티초크 3개, 닭고기 육수 약 1L, 잘게 썬 신선한 타라곤 3테이블스푼, 잘게 썬 신선한 파슬리 2테이블스푼, 잘게 썬 신선한 타임 1티스푼, 굵은 천일염 1티스푼, 막 갈아낸 후추 1티스푼, 뼈와 껍질을 발라내 익힌 닭 가슴살 2덩어리

1 고구마, 홍당무, 파스닙, 순무, 셀러리, 예루살렘 아티초크는 깨끗이 씻고 껍질을 벗겨 한 입 크기로 자른다.
2 커다란 수프 냄비에 코코넛 오일을 두르고 양파가 부드러워질 때까지 중불로 볶는다.
3 마늘을 추가해 30초 정도 가열한다. 거기에 채소들을 넣고 잘 섞는다.
4 닭고기 육수를 넣고 필요하면 물을 추가한다. 허브와 소금, 후추 등으로 간을 맞춘다.
5 채소가 부드러워질 때까지 중불에서 가열한다. 취향에 따라 익힌 닭 가슴살 작게 잘라 넣고 소금과 후추로 간을 맞춘다.

차가운 보르시 수프(4인분)

맛도 좋고 원기도 북돋아주는 최고의 메뉴다. 특히 무더운 여름에 좋다.

특징　　모든 유전자에 도움이 된다.

재료　　물 2.5L, 비트 220~350g, 레몬 1/2개 혹은 레몬 1개의 즙, 굵은 천일염 약
　　　　　간, 막 갈아낸 후추 약간, 적무 작은 것 1묶음 또는 반으로 자른 뒤 반달 모양으
　　　　　로 얇게 썬 무 170그램, 반으로 자른 뒤 반달 모양으로 얇게 썬 오이 큰 것 1개,
　　　　　곱게 다진 신선한 허브 딜 1/3컵, 곱게 다진 신선한 파 또는 부추 1/3컵, 곱게
　　　　　다진 신선한 파슬리 1/3컵, 잘게 썬 햄 170~230g, 삶은 달걀 1~2개, 마요네
　　　　　즈 또는 염소젖 플레인 요구르트 약간, 고명용 파, 부추, 파슬리, 허브 딜

1 비트의 껍질을 벗겨 썬 뒤 잘 익히고 식혀 둔다.
2 커다란 냄비에 물과 잘게 썬 비트, 레몬즙, 소금, 후추를 넣고 섞는다. 거기에
　무, 오이, 곱게 썬 허브를 추가한다.
3 냄비를 최소 30분 이상 냉장고 안에 넣고 식히면서 맛이 섞이게 한다.
4 차가워진 수프를 볼에 나눠 붓는다. 취향에 따라 햄과 달걀을 추가하고 그 위에
　마요네즈나 요구르트 또는 신선한 허브를 얹는다.

타이 코코넛 닭고기 수프(4인분)

먹기 편하고 영양가 많은 수프다. 인도 쌀인 바스마티 라이스를 익혀 변형하기도 한다.

특징	**모든 유전자에 도움이 된다.**
주의	**MAOA 유전자나 COMT 유전자가 느리다면 다른 끼니에서 새우와 닭고기를 줄여라.**

재료	**코코넛 밀크 800g, 닭고기 수프 1과 1/2 컵, 그린 커리 페이스트 1/4컵, 막 짜낸 라임즙 또는 레몬즙 2와 1/2테이블스푼, 막 갈아낸 생강 1테이블스푼, 얇게 썬 닭 가슴살 또는 껍질을 벗긴 싱싱한 새우 450g, 홍당무 큰 것 1개 (반으로 자른 뒤 0.6cm 크기 반달 모양으로 썬), 잘게 썬 셀러리 줄기 2개, 손가락 한 마디 정도 크기로 자른 아기 청경채 2개, 잘게 썬 신선한 고수 잎 1/4컵, 잘게 썬 신선한 바질 1/4컵**

1 냄비에 코코넛 오일, 닭고기 수프, 그린 커리 페이스트, 라임즙(레몬즙), 생강을 넣고 중불에서 저으면서 끓인다.

2 냄비에 닭 가슴살이나 새우를 추가한다. 닭고기나 새우가 완전히 익을 때까지 끓인다.

3 냄비에 홍당무를 추가하고 3분 정도 더 익힌다. 거기에 셀러리와 청경채를 추가한 다음 불을 끄고 뚜껑을 덮어 3분 정도 둔다.

4 수프를 그릇에 나눠 담고 고수와 바질을 고명처럼 얹는다.

슈바(4인분)

러시아 요리인 슈바는 원래 소금에 절인 청어로 만든다. 여기서는 청어 대신 자연산 훈제 연어를 사용하는 미국 북서부식 슈바를 소개한다.

특징   COMT 유전자나 MAOA 유전자가 느릴 경우 아주 좋다. 더러워진 DAO 유전자를 비롯한 모든 유전자에도 도움이 된다.

재료   비트 450g, 커다란 홍당무 1개 또는 중간 크기 홍당무 2개, 중간 크기 감자 2개, 잘게 썬 훈제 냉동 연어 200g, 짤게 썬 빨간색 또는 노란색 양파 1/4컵, 포도씨 오일 또는 호두 오일 1~2테이블스푼, 막 갈아낸 신선한 후추 1/4티스푼, 마른 허브 딜 1티스푼 또는 잘게 썬 신선한 허브 딜 1/4컵, 마요네즈 1/2컵

1 채소를 전날 밤 미리 데쳐놓으면 조리 시간을 단축할 수 있다. 비트는 홍당무나 감자와 별도로 데쳐야 한다. 그래야 시간을 절약할 수 있고 비트 때문에 다른 채소들의 색깔이 변하지 않는다. 비트는 완전히 잠길 정도로 물을 부은 상태에서 약불로 40~60분 정도 가열하고 홍당무, 감자도 완전히 잠길 정도로 물을 붓고 20~40분 정도 약불로 가열한다.

2 직사각형 유리 냄비에 연어, 양파, 오일, 후추, 딜을 섞어 넣고 골고루 편다.

3 재료가 식으면 썰어 놓은 감자로 두 번째 샐러드 층을 만든다.

4 재료가 식으면 껍질을 벗긴 홍당무를 썰어 세 번째 샐러드 층을 만든다.

5 재료가 식으면 껍질을 벗긴 비트를 썰어 네 번째 샐러드 층을 만든다.

6 마요네즈에 약간의 물을 섞어 두터운 반죽을 만들어 샐러드 꼭대기에 골고루 붓는다.

7 뚜껑을 덮고 냉장고에 15~20분 정도 두어 마요네즈 층이 제대로 자리를 잡게 한다.

8 냉장고에서 꺼내 차가운 상태로 낸다. 이때 4개의 샐러드 층이 제대로 구분되어야 한다. 음식을 나눌 때 주걱을 사용하면 편하다. 취향에 따라 소금을 추가한다.

채소 견과류 커리(4인분)

아몬드가 풍부한 채식 스튜로 닭고기나 돼지고기를 추가할 수도 있다. 잎이 많은 채소나 3색 잎 샐러드와 곁들여 먹으면 맛이 더 좋다.

특징 모든 유전자에 좋다. 특히 COMT 유전자나 MAOA 유전자가 느릴 경우 아주 좋다. DAO 유전자가 더러워져 있을 경우에도 좋다.

주의 COMT 유전자나 MAOA 유전자가 빠를 경우 단백질을 추가해야 한다.

재료 물 4컵, 속을 빼내고 자른 콜리플라워 1개, 고구마 작은 것 6개(껍질 벗긴 뒤 깍둑썰기해서), 홍당무 큰 것 3개(껍질을 벗긴 뒤 1.25cm 정도 크기로 잘라서), 양파 1개(잘게 썰어서), 월넛 오일 1/4컵, 다진 마늘 1테이블스푼, 잘게 썬 신선한 생강 2테이블스푼, 씨 제거하고 잘게 썬 할라페뇨 고추 1티스푼, 커리 분말 2테이블스푼, 곱게 간 터메릭 1티스푼, 얇게 썬 흰 양배추 1/2개, 아몬드 밀크 2컵, 아몬드 버터 1테이블스푼, 병아리콩 1컵, 굵은 천일염 1티스푼, 갓 갈아낸 후추 1/2티스푼, 잘게 썬 아몬드 3테이블스푼, 잘게 썬 신선한 파슬리 또는 고수 잎 3테이블스푼, 설탕을 넣지 않은 코코넛 플레이크 4티스푼

1 커다란 냄비에 물과 콜리플라워, 고구마, 홍당무를 넣는다. 채소가 물에 5cm 정도 덮여야 한다. 센 불에서 익히다 포크가 고구마에 푹 박힐 정도가 되면 냄비를 불 밖으로 빼낸다. 채소는 말린 뒤 옆에 둔다.

2 직경 30cm쯤 되는 냄비에 월넛 오일을 두르고 양파를 넣고 중간 불에서 양파가 부드러워질 때까지 볶는다. 거기에 마늘, 생강, 할라페뇨 고추, 커리 분말, 터메릭을 추가한다. 잘 섞은 뒤 약한 불에서 2분 정도 더 익힌다.

3 앞에서 준비해둔 콜리플라워, 고구마, 홍당무와 양배추를 넣고 5분 정도 익힌다.

4 아몬드 밀크, 아몬드 버터, 병아리콩을 넣고 15분 정도 익힌다.

5 취향에 따라 아몬드 밀크를 추가해 더 맛있게 만들 수도 있다.

6 소금과 후추로 간을 맞춘다. 마지막으로 잘게 썬 아몬드와 파슬리 또는 고수 잎,
   코코넛 플레이크를 뿌린다.

양배추 말이(6인분)

전통적인 양배추 말이는 시간이 많이 걸린다. 그러나 이 조리법은 같은 재료를 쓰고 맛도 거의 같지만 양배추 잎에 말지 않아도 돼 시간이 훨씬 덜 든다. 더 간단히 만들고 싶다면 쌀을 빼면 된다. 그러면 곱게 간 소고기와 채소로 만들어진 맛있는 스튜가 된다.

특징   **모든 유전자에 좋다.**

재료   기 버터 1테이블스푼, 잘게 썬 흰 양파 또는 노란 양파 1개, 곱게 간 소고기 450g, 굵은 천일염 약간, 갓 갈아낸 후추 약간, 잘게 썬 홍당무 1컵, 잘게 썬 피망 1/4컵, 잘게 썬 중간 크기의 흰 양배추, 백미 또는 반쯤 익힌 현미 1컵

소스용:
물 1과 1/2 컵, 토마토 소스 또는 토마토 퓨레 1/2컵, 마요네즈, 사워크림, 염소젖 플레인 요구르트 2~3테이블스푼, 잘게 다진 마늘 1~2통

1 커다란 냄비에 기 버터를 넣고 중간 불에서 데운다. 양파를 추가한 뒤 황금빛으로 변할 때까지 볶는다. 소고기, 소금, 후추를 추가하고 재료를 뒤섞어 10분 정도 가열한다. 원한다면 소고기에서 비계를 제거해도 된다.

2 홍당무와 피망을 추가로 넣고 2분 정도 익힌다.

3 양배추와 쌀을 추가로 넣고 채소가 부드러워지고 쌀이 익을 때까지 약한 불로 가열한다.

4 볼에 소스용 재료를 모두 넣고 잘 섞는다. 완성된 소스를 냄비에 붓고 뚜껑을 덮어 약한 불로 15분 정도 가열한다. 취향에 따라 물을 더 추가한다.

5 볼에 나눠 담고 취향에 따라 마요네즈나 사워크림 또는 요구르트를 얹는다.

초록 채소 샐러드(4인분)

이 샐러드를 만들 때는 여기에 안내된 재료를 써도 좋고 취향에 따라 그중 몇 가지만 쓰고 따로 몇 가지를 추가해도 좋다.

특징	MTHFR 유전자, 느린 COMT 유전자, 느린 MAOA 유전자, GST/GPX 유전자에 도움이 된다.
주의	DAO 유전자가 더러워져 있다면 올리브는 빼는 것이 좋다. MAOA 유전자나 COMT 유전자가 빠를 경우 잘게 썬 닭고기를 추가하는 것이 좋다.
재료	줄기째 잘게 썬 케일 2컵, 각종 어린 채소 4컵, 줄기째 썬 물냉이 1컵, 아루굴라 2컵, 막 썬 신선한 타라곤 1테이블스푼 + 2티스푼, 엔디브 잎 16장, 아주 가는 아스파라거스 줄기 16개, 꼬투리채 먹는 완두콩 2컵, 껍질을 벗기고 씨를 뺀 뒤 썬 아보카도 2개, 굵게 썬 초록색 피망 1/2컵, 얇게 썬 회향 구근 큰 것 1개, 씨를 빼낸 그린 올리브 1/2개, 린치가 드레싱

1 케일, 어린 채소들, 물냉이, 아루굴라를 첫 번째 볼에 넣고 잘 섞는다.

2 두 번째 볼에 린치가 드레싱과 타라곤 2티스푼을 잘 섞는다. 완성된 드레싱 2테이블스푼을 채소가 담긴 볼에 넣고 버무린다.

3 4개의 접시에 엔디브 잎을 4장씩 십자가 모양으로 놓고 그 위에 채소를 쌓는다. 아스파라거스 줄기는 4개씩 잘린 부분이 채소 속에 묻히게 엔디브 위에 올린다.

4 세 번째 볼에 꼬투리채 먹는 완두콩, 아보카도, 오이, 초록색 피망, 회향 구근, 올리브를 넣고 드레싱 2테이블스푼을 넣고 버무린다. 그 위에 남은 타라곤을 뿌린다.

따끈한 아티초크, 아스파라거스, 잣 샐러드(4인분)

맛과 식감이 다양한 이 샐러드는 언제 먹어도 좋다.

특징 MTHFR 유전자나 GST 유전자가 더러워져 있는 경우, COMT 유전자나 MAOA 유전자 느린 경우 도움이 된다.

주의 DAO 유전자가 더러워져 있다면 디종 머스터드와 잣의 양을 줄이는 것이 좋다. 하지만 그 양이 많지 않아 문제가 되지 않을 수도 있다.

재료 중간 크기의 아티초크 4개, 막 짜낸 레몬 즙 1티스푼, 아래쪽 1/4을 잘라낸 아스파라거스 줄기 16개, 익힌 와일드 라이스 2컵, 기 버터 1테이블스푼, 잣 2테이블스푼, 잘게 썬 어린 청경채 450g

소스용:
갓 짜낸 레몬즙 6테이블스푼, 곱게 간 레몬 제스트 2티스푼, 디종 머스터드 1티스푼, 굵은 천일염 약간, 막 갈아낸 후추 약간, 올리브 오일 1/2컵, 아마씨 오일 3티스푼

1 가위로 아티초크의 가시를 쳐낸다. 줄기는 끝부분 손가락 한 마디 길이 정도만 남기고 잘라낸다.

2 찜용 냄비에 물을 붓고 레몬즙 1티스푼을 푼다. 줄기 끝이 아래를 향하도록 아티초크를 찜용 냄비에 넣는다. 뚜껑을 닫고 물을 끓인다.

3 물이 끓으면 중간 불로 낮추고 포크가 들어갈 정도로 아티초크를 찐다.

4 냄비에 소금물을 넣고 아삭하니 부드러워질 때까지 아스파라거스를 끓인다.

5 냄비에 쌀을 넣어 섞고 기 버터를 두른 뒤 데운다. 따뜻해지면 냄비 안에 잣을 넣고 휘젓는다.

6 디핑 소스를 만들기 위해 뚜껑이 있는 조그만 병에 레몬즙, 레몬 제스트, 머스터드, 소금, 후추를 넣고 잘 섞는다. 거기에 올리브 오일과 아마씨 오일을 넣은 뒤 뚜껑을 닫고 마구 흔든다. 소스는 소금과 후추로 간을 맞춘다.

7 각 접시마다 가운데에 청경채로 공간을 만든다. 쌀을 중앙에 놓고 꼭대기에 아티초크를 얹은 뒤 주변에 아스파라거스를 놓는다. 소금과 후추로 간을 맞추고 디핑 소스를 뿌린다.

가리비 구이(4인분)

이 요리는 '건조된' 가리비가 사용된다. 건조된 가리비는 진주빛이나 분홍빛을 띄어 금방 구분할 수 있다. 건조 가리비는 인도 쌀인 바스마티 라이스와 같이 먹거나 잘 게 썬 홍당무와 호두를 넣고 볶은 그린빈을 곁들여 먹어도 좋다.

특징	COMT 유전자나 MAOA 유전자가 빠르거나 NOS3 유전자나 PEMT 유전자가 더러워졌을 경우 도움이 된다.
주의	COMT 유전자나 MAOA 유전자 느릴 경우 가리비만 덜 먹는다면 괜찮다. DAO 유전자가 더러워져 있을 경우 좋은 상태의 가리비를 사용할 것을 권한다.

재료	건조 가리비 큰 것 560g, 굵은 천일염 1/2티스푼, 갓 갈아낸 후추 1/2티스푼, 아보카도 오일 또는 기 버터 2테이블스푼, 막 짜낸 레몬즙 2테이블스푼, 절인 케이퍼 1티스푼, 잘게 썬 신선한 파슬리 1테이블스푼

1 가리비를 씻어 말리고 소금과 후추로 간을 맞춘다.
2 지름 25cm쯤 되는 무거운 냄비에 오일이나 기 버터를 넣고 강한 불에서 가열한다.
3 곧바로 냄비 안에 가리비를 한 겹으로 넣는다. 가리비들이 살짝 그을려 금빛이 될 때까지 각 면을 2분 정도 굽는다. 다 익으면 냄비에서 꺼내 접시 위에 가지런히 놓는다.
4 냄비에 남은 오일이나 기 버터에 레몬즙과 케이퍼, 파슬리를 넣고 뜨거워질 때까지 가열한다. 재료를 잘 섞어 가리비 위에 뿌린다.

피카디요(4인분)

이 새콤달콤한 쿠바 요리는 곱게 간 돼지고기나 소고기로 만든다. 현미와 유기농 옥수수 토르티야(밀가루나 옥수수 가루로 만든 빈대떡과 비슷한 멕시코 음식.-역자)와 함께 먹으면 좋다.

특징	COMT 유전자나 MAOA 유전자가 빠를 경우 도움이 된다. COMT 유전자나 MAOA 유전자가 느린 경우 저녁 식사 때는 먹는 양을 줄여야 한다. DAO 유전자가 더러워져 있다고 해도 토마토와 올리브를 익히기 때문에 먹어도 된다. 그러나 음식에 예민한 편이라면 토마토와 올리브는 뺄 것을 권한다.
재료	코코넛 오일 4테이블스푼, 곱게 썬 양파 1개, 곱게 빻은 마늘 3덩어리, 곱게 간 비계 없는 돼지고기 450g, 곱게 간 쿠민 1과 1/2티스푼, 곱게 간 올스파이스 1과 1/2티스푼, 말린 오레가노 1티스푼, 곱게 간 계피 1과 1/4티스푼, 굵은 천일염 1티스푼, 막 갈아낸 후추 1/4티스푼, 잘게 썬 토마토 800g, 막 짜낸 레몬즙 3테이블스푼, 꿀 2테이블스푼, 건포도 3/4컵, 절인 케이퍼 2티스푼, 잘게 썬 그린 올리브 피멘토 2테이블스푼

1 중간 크기의 냄비에 오일을 넣고 중간 불에서 가열한다. 양파를 넣고 부드러워질 때까지 익힌다. 거기에 마늘을 넣고 30초 정도 더 익힌다.

2 볼에 돼지고기, 쿠민, 올스파이스, 오레가노, 계피, 소금, 후추를 넣고 스푼으로 덩어리진 걸 풀며 잘 섞는다.

3 돼지고기 혼합 재료를 준비한 냄비에 넣고 6분 정도 익힌다.

4 토마토, 레몬즙, 꿀, 건포도, 케이퍼, 올리브를 냄비에 넣고 소스가 진해질 때까지 가열한다.

생선 스튜(4인분)

만들어 먹기 쉬운 스튜로 취향에 따라 조개류를 더 넣어도 된다.

특징   빠른 COMT 유전자, 빠른 MAOA 유전자, 더러워진 GST/GPX 유전자, NOS3 유전자, PEMT 유전자에 도움이 된다.

주의   느린 COMT 유전자 또는 느린 MAOA 유전자를 갖고 있다면 생선과 조개류를 권장량의 절반 정도만 사용해 단백질 함유량을 줄이는 것이 좋다. 더러워진 DAO 유전자를 갖고 있다면 상태가 좋고 깨끗하게 손질된 생선과 조개류를 사용할 것을 권한다.

재료   코코넛 오일 2테이블스푼, 잘게 썬 양파 1컵, 다진 마늘 4덩어리, 잘게 썬 회향 줄기 1컵, 잘게 썬 홍당무 1컵, 굵은 천일염 2테이블스푼, 막 갈아낸 후추 1티스푼, 생선 육수 또는 클램 주스 2컵, 물 2컵, 으깬 토마토 800g, 스타아니스씨 5개, 5cm 크기로 자른 싱싱한 대구 680g, 잘게 썬 신선한 파슬리 2테이블스푼, 회향 1테이블스푼

취향에 따른 추가 재료:
홍합 24개, 중간 크기의 건조 가리비 12개

1 직경 25cm 정도의 더치 오븐에 오일을 두르고 양파를 넣어 금빛으로 부드러워질 때까지 볶는다. 거기에 마늘을 추가해 30초 정도 더 익힌다. 이때 마늘이 갈색으로 변하지 않게 해야 한다.

2 더치 오븐에 회향, 홍당무, 소금, 후추를 넣고 5분 정도 가열한다. 거기에 생선 육수나 클램 주스, 물, 토마토, 스타아니스를 넣고 홍당무가 부드러워질 때까지 가열한다.

3 취향에 따라 홍합을 넣을 경우 냄비에서 껍데기가 벌어질 때까지 가열한다. 다 익은 홍합은 꺼낸 뒤 꺼내 놓는다.

4 더치 오븐에 생선과 파슬리를 넣고 약한 불에서 대구의 살이 쉽게 떨어질 때까지 익힌다.

5 취향에 따라 가리비를 넣을 경우 불투명해 보일 때까지 가열한다. 가리비가 다 익으면 꺼내 놓는다.

6 각 그릇에 가리비와 홍합을 나눠 담는다. 그 위에 뜨거운 생선 스튜를 따르고 고명으로 회향을 얹는다.

미소 통닭 구이(4인분)

특징   빠른 COMT 유전자, 빠른 MAOA 유전자, 더러워진 PEMT 유전자에 도움이 된다.

느린 MAOA 유전자나 느린 COMT 유전자를 갖고 있다면 치킨을 적게 먹고 채소를 많이 먹을 것을 권한다. 이 음식은 일본식 된장인 미소를 소량만 사용하고 익히기 때문에 대부분의 사람들에게 잘 받을 것이다. 그러나 미소가 DAO 유전자를 더럽힐 수 있기 때문에 DAO 유전자가 이미 더러워져 있다면 뺄 것을 권한다.

재료   시로 미소 또는 아카 미소 4테이블스푼, 해바라기 오일 또는 홍화 오일 1/2컵, 꿀 1/2컵, 막 짜낸 레몬즙 2테이블스푼, 잘게 썬 곱게 생강 1티스푼, 굵은 천일염 1티스푼, 막 갈아낸 후추 1/2티스푼, 닭 가슴살 4개 또는 뼈와 껍질이 그대로 있는 닭 허벅지 8개, 잘게 썬 홍당무 3개, 속을 파내고 잘게 썬 콜리플라워 1개, 볶은 참깨 2티스푼

1 오븐을 약 220°C 정도로 예열한다.

2 종이 호일을 깐 오븐 팬 두 개를 오븐 안에 넣는다.

3 볼에 미소, 오일, 꿀, 레몬즙, 생강, 소금, 후추를 넣고 잘 섞는다. 섞인 재료를 2테이블스푼 정도 덜어내고 나머지는 큰 볼 2개에 나눠 담는다.

4 첫 번째 볼에 닭고기를 넣고 미소를 바른 뒤 30분 이상 재워둔다. 요리를 직전에 홍당무와 콜리플라워를 다른 볼에 넣는다. 첫 번째 오븐 팬에 닭고기를 한 겹만 깔고 다른 오븐 팬에는 채소들을 깐다.

5 닭 껍질이 바삭해지고 닭고기 속 온도가 70~75°C도가 될 때까지 가열한다.

6 닭고기와 채소를 그릇에 나눠 담는다. 그 위에 고명으로 참깨를 뿌린다.

생강 비네그레트 연어 구이(4인분)

특징 더러워진 MTHFR 유전자, 빠른 COMT 유전자, 빠른 MAOA 유전자에 도움이 된다.

더러워진 PEMT 유전자를 갖고 있다면 코코넛 오일을 쓰지 않는다. 더러워진 DAO 유전자를 갖고 있더라도 상태가 좋고 잘 손질된 깨끗한 연어는 괜찮다. 느린 COMT 유전자 또는 느린 MAOA 유전자를 갖고 있다면 연어를 덜 먹고 채소를 더 먹어야 한다.

재료 자연산 연어 살코기 200g 4개, 잘게 갈아낸 신선한 생강 3티스푼, 글루텐 프리 간장 1테이블스푼, 참기름 1티스푼, 올리브 오일 1테이블스푼, 굵은 천일염 약간, 막 갈아낸 후추 약간, 코코넛 오일 2티스푼

1 오븐을 약 230℃ 정도로 예열한다.

2 연어를 깨끗이 씻어 모기를 제거한다.

3 믹서기에 생강, 간장, 참기름, 올리브 오일을 넣고 부드러워질 때까지 갈아준다.

4 바닥이 두꺼운 소형 오븐형 냄비나 주철로 된 팬을 강한 불로 가열한다.

5 연어 양쪽에 소금과 후추를 친다.

6 가열한 냄비나 팬이 달아올랐을 때 코코넛 오일을 두르고 연어를 얹되 안쪽이 밑으로 향하게 한다. 강한 불로 연어 옆쪽이 3분의 1 정도 불투명한 빛을 띨 때까지 가열한다. 이때 연어를 뒤집지 않는다.

7 팬을 오븐에 넣고 연어 살이 불투명하고 단단해질 때까지 굽는다.

8 긴 주걱을 사용해 연어를 접시 위로 옮긴다.

9 연어와 함께 생강 비네그레트 드레싱을 따로 내놓는다.

양고기 구이(4인분)

양고기 대신 돼지고기나 닭고기를 써도 된다. 구운 감자 및 튀긴 그린빈과 같이 먹으면 더 맛있다.

특징 빠른 COMT 유전자, 빠른 MAOA 유전자, 더러워진 PEMT 유전자에 도움이 된다.

느린 COMT 유전자, 느린 MAOA 유전자를 갖고 있다면 양고기는 덜 먹고 채소를 많이 먹을 것을 권한다. 더러워진 DAO 유전자를 갖고 있다면 멸치는 뺀다.

재료 다진 마늘 5쪽, 잘게 썬 신선한 로즈메리 1/2티스푼, 굵은 천일염 2티스푼, 갓 갈아낸 후추 1/2티스푼, 손가락 한 마디 정도 두께로 썰어낸 양고기 허릿살 8개

소스용:
잘게 썬 신선한 박하잎 1컵, 잘게 썬 신선한 고수 잎 1/4컵, 잘게 썬 신선한 파슬리 1/2컵, 씨 제거하고 잘게 썬 할라페뇨 고추 1티스푼, 멸치 필레 1개, 꿀 1테이블스푼, 갓 짜낸 레몬즙 1티스푼, 핫소스 1/2티스푼, 올리브 오일 1/2컵

1 그릴을 중간 불로 예열한다.

2 다진 마늘 2쪽, 로즈메리, 소금, 후추를 섞어 반죽을 만든다.

3 반죽을 양고기에 골고루 바르고 10~15분 정도 둔다.

4 믹서기에 박하, 고수 잎, 파슬리, 남은 마늘, 할라페뇨 고추, 멸치를 넣고 잘 갈아준다. 이후 꿀, 레몬즙을 추가해 더 돌린다. 믹서기가 돌아가는 동안 천천히 올리브 오일을 부어준다. 기호에 따라 소금, 후추 또는 핫소스를 추가하며 간을 맞춘다.

5 양고기를 중간 불에서 한 면당 4분 정도(미디엄 레어로 익힐 경우 3분) 굽는다. 이때 양고기는 불길에서 10~12cm 정도 떨어진 상태에서 구워야 한다.

채식주의자용 라이스 볼(4인분)

멕시코 스타일의 이 라이스 볼의 경우 단백질 보충을 위해 닭고기나 소고기를 추가할 수도 있다.

특징
더러운 MTHFR 유전자, 느린 COMT 유전자, 느린 MAOA 유전자에 도움이 된다.

빠른 COMT 유전자, 빠른 MAOA 유전자를 갖고 있다면 닭고기나 콩을 추가하는 것을 권한다.

더러워진 DAO 유전자를 갖고 있다면 토마토는 빼야 하고 드레싱에서 라임즙도 사용해서는 안 된다.

재료
코코넛 오일 3테이블스푼, 잘게 썬 양파 1테이블스푼, 다진 마늘 1과 1/4티스푼, 익히지 않은 현미 1컵, 물 2와 1/4 컵, 곱게 간 쿠민 1/2티스푼, 린치 가 드레싱(245쪽 참조) 3/4컵, 잘게 썬 고수 잎 3티스푼, 씻어서 물기를 뺀 통조림 블랙빈 2컵, 굵은 천일염 1티스푼, 갓 갈아낸 후추 1/2티스푼, 잘게 썰어 다진 근대, 케일 또는 에스카롤 3컵, 깍둑썰기한 오렌지 또는 노란색 토마토 큰 것 3개, 껍질 벗기고 씨 빼낸 뒤 썰어 놓은 아보카도 2개

1 중간 크기의 냄비에 오일 1테이블스푼 붓고 양파를 넣은 뒤 부드러워질 때까지 볶는다. 마늘 1/4티스푼을 추가해 30초 정도 더 익힌다.

2 냄비에 현미를 넣고 불투명한 색을 띨 때까지 휘저으며 약한 불에서 볶는다. 물과 쿠민을 추가해 뚜껑을 덮고 국물이 골고루 밸 때까지 익힌다.

3 쌀이 익는 동안 린치가 드레싱에 잘게 썬 고수 잎 1티스푼을 넣고 잘 섞는다.

4 평평하고 넓은 냄비에 오일 2테이블스푼을 두르고 남은 마늘을 넣어 갈색으로 변하기 전까지 약한 불에서 익힌다.

5 볼에 방금 조리한 마늘 오일 절반, 물기 뺀 콩을 넣고 잘 섞는다. 소금 1/2티스푼과 후추 1/4티스푼을 추가한 뒤 둔다.

6 채소들을 씻어 물기를 빼 남은 마늘 오일에 넣어 약한 불에서 살짝 데쳐질 때까지 볶는다. 남은 소금과 후추로 간을 맞춘다.

7 현미를 커다란 수프 볼에 나눠 담는다. 그 위에 볶은 채소, 토마토, 아보카도, 블랙빈을 얹고 드레싱을 붓는다. 취향에 따라 고명으로 잘게 썬 고수 잎을 얹는다.

14

아직도 해결되지
않은 유전자

드디어 2번째 클린 목록을 체크할 때가 됐다. 지난 2주 동안 새로운 식단과 생활 방식으로 유전자에게 도움을 주었으니 한 걸음 더 나아가 어떤 유전자가 추가 도움이 필요한지 알아보자.

유전자 상태 점검: 클린 목록 2

우리는 앞서 클린 목록 1을 통해 어떤 유전자가 더러워져 있는지 알아보았다. 이제는 클린 목록 2를 통해 생활 방식, 식단, 환경에 어떤 변화가 필요한지, 어떤 보조제를 보충해야 할지 알아볼 것이다. 클린 목록 1을 체크하지 않고, 적어도 2주 동안 기본 클린을 하지 않은 상태에서 새로운 클린 목록을 작성한다는 것은 불가능하다.

　다음 목록에 솔직하게 답하고 유전자별로 점수를 매겨보라. 그 점수를 통해 어떤 유전자가 추가 도움이 필요한지 알아보고 15장 '집중 클린'에서 더러워져 있는 유전자를 '집중 클린'할 것인지 방법을 살펴보자.

　지난 60일 동안 다음과 같은 일이 자주 일어났거나 대체로 해당한다면 체크한다.

MTHFR 유전자

운동 후에 숨이 차거나 얼굴이 빨개진다. ☐

운동 후에 천식 증상이 가끔 발생한다. ☐

기분이 급격하게 변할 때가 많다. ☐

어떤 종류의 알코올도 잘 받지 않는다. ☐

늘 피곤하고 '독성 물질'에 오염된 듯하다. ☐

잎이 많은 녹색 채소를 매일 먹지 않는다. ☐

화가 나거나 우울하지 않은데도 집중이 잘 되지 않는다. ☐

가끔 잠이 잘 안 온다. ☐

치과 등에서 웃음 가스라 부르는 아산화질소를 흡입하면
기분이 좋지 않다. ☐

짜증이 나거나 화가 날 때 진정되기까지 시간이 꽤 걸린다. ☐

평소와 달리 일을 밀어붙이고 위험을 무릅쓰는 경우가 생긴다. ☐

느린 COMT 유전자

고단백질 음식을 먹으면 쉽게 짜증이 난다. ☐

쉽게 짜증이 나고 짜증이 나면 진정하는 데 시간이 오래 걸린다. ☐

자주 월경전 증후군을 앓았거나 앓고 있다. ☐

평소 행복하고 열정적인 편이지만 짜증도 잘 난다. ☐

인내심이 많지 않다. ☐

언제든 오랜 시간 집중해 공부할 수 있다. ☐

어려서부터 잠들기까지 애를 써야 했다. ☐

여드름이나 과다 출혈 문제 때문에 피임약을 처방받고 있다. ☐

자궁 섬유종을 앓았거나 앓고 있다. ☐

카페인이 잠드는 것을 방해해 많이 먹지 않으려 조심한다. ☐

위험을 감수하는 걸 좋아하지 않는다. 조심성이 많다. ☐

빠른 COMT 유전자

주의를 기울이는 게 힘들다. ☐

걸핏하면 우울해진다. ☐

스트레스를 받아도 금방 진정이 된다. ☐

늘 그렇진 않지만, 대부분 평온한 편이다. ☐

모험을 즐긴다. 위험한 일을 하면 기분이 아주 좋아진다. ☐

사람들을 웃게 만드는 '분위기 메이커'이다. ☐

잠시도 가만히 있지 못하고 계속 움직인다. ☐

나 자신을 너무 몰아세워 힘든 경우가 많다. ☐

아침에 활동을 하려면 힘이 든다. ☐

쉽게 중독되는 경향이 있다. ☐

섹스에 별 관심이 없다. ☐

머리를 베개에 대자마자 바로 잠이 든다. ☐

카페인이 집중하는 데 도움이 된다. ☐

고지방, 고당분 음식에 대한 갈망이 있고 그런 음식을 먹으면
기분이 더 좋아진다. ☐

DAO 유전자

음식을 먹은 뒤 짜증이 나거나 화끈거리거나
가려운 경우가 가끔 있다. ☐

요구르트, 케피어, 초콜릿, 알코올, 감귤류, 생선,
와인(특히 적포도주), 치즈가 잘 받지 않는다. ☐

이곳저곳 관절이 아팠다가 괜찮아지곤 한다. ☐

습진, 두드러기, 건선 같은 피부 문제가 있다. ☐

피부를 긁으면 빨간 줄이 생긴다. ☐

대부분의 유산균이 잘 받지 않는다. ☐

소장 내 세균 과잉 증식 진단을 받았다. ☐

많은 음식에 알레르기 증상을 보이거나
제대로 소화하지 못한다. ☐

음식을 먹고 난 뒤 귓속이 울리는 경우가 많다. ☐

새는 장 증후군, 크론병, 궤양성 대장염 중 하나 이상
진단받은 적이 있다. ☐

편두통이나 기타 다른 두통을 경험했다. ☐

가끔 콧물이 흐르거나 코피가 난다. ☐

뭔가를 먹거나 마시면 몇 시간 동안 잠에 들지 못한다. ☐

천식 또는 운동 유발성 천식이 있다. ☐

느린 MAOA 유전자

다소 공격적인 편이다. ☐

마음을 가라앉히는 데 시간이 좀 걸린다. ☐

오랜 시간 집중을 잘한다. ☐

술을 마시면 화를 버럭 내곤 한다. ☐

탄수화물을 적게 먹으면 짜증도 덜 난다. ☐

치즈, 초콜릿, 와인을 먹으면 짜증이 나거나 화가 난다. ☐

잠이 들려면 시간이 좀 걸린다. ☐

일단 잠이 들면 깨지 않고 잘 잔다. ☐

SSRI 선택적 세로토닌 재흡수 억제제를 복용하면서 짜증이 심해졌다. ☐

멜라토닌 보조제를 복용하면 정신이 맑아지면서 짜증이 난다. ☐

카페인을 섭취하면 짜증이 나는 편이다. ☐

리튬이 감정 조절에 도움이 된다. ☐

5-HTP 보조제를 복용하면 괜히 불안하고 짜증이 난다. ☐

비타민 B 보조제 이노시톨을 복용하면 과다자극이 된다. ☐

자신감이 넘친다. ☐

남성성이 강하다. ☐

빠른 MAOA 유전자

어려서부터 집중을 하거나 주의를 기울이는 데 어려움이 많다. ☐

치즈, 와인, 초콜릿을 아주 좋아하고 먹으면 기분이 좋아진다. ☐

탄수화물을 아주 좋아하고 그런 것을 먹으면 덜 우울하다. ☐

쉽게 잠이 들지만 쉽게 깨기도 한다.
깨어나면 야식을 먹고 다시 자는 경우가 많다. ☐

자가면역질환을 앓고 있다. ☐

만성적인 염증이 있다. ☐

겨울이 되어 밤이 길어지면 기분이 좋지 않다. ☐

계절성 우울증 진단을 받았다. ☐

운동을 하면 기분이 좋아져 운동을 좋아한다. ☐

나는 여성성이 강하다. ☐

나는 용맹한 전사 같다. ☐

우울하고 불안한 때가 많다. ☐

매사에 집착하는 편이다. ☐

섬유근육통, 변비 또는 과민성 대장 증후군 증세가 있다. ☐

멜라토닌 보조제를 복용하면 잠드는 데 도움이 된다. ☐

비타민 B 보조제 이노시톨을 복용하면 기분이 좋아진다. ☐

5-HTP 보조제를 복용하면 기분이 좋아진다. ☐

리튬을 섭취하면 더 우울해진다. ☐

선택적 세로토닌 재흡수 억제제를 처방받았는데 도움이 됐다. ☐

GST/GPX 유전자

화학물질은 냄새에도 예민하다. ☐

사우나를 하거나 땀을 많이 흘리면 기분이 훨씬 좋아진다. ☐

적절한 식단을 유지하는데도 체중이 쉽게 는다. ☐

집안에 암 환자가 많다. ☐

스트레스를 받으면 흰머리가 늘어난다. ☐

나이에 비해 흰머리가 많은 편이다. ☐

고혈압이 있다. ☐

감염 때문에 고생 중이다. ☐

만성적으로 스트레스에 시달린다. ☐

자가면역질환이 있다. ☐

만성적인 염증이 있다. ☐

호흡하기 힘들어 공기가 부족하다는 기분이 들 때가 많다. ☐

대체로 늘 피곤하다. ☐

NOS3 유전자

고혈압이 있다.	☐
심장병을 앓은 적이 있다.	☐
1형 또는 2형 당뇨병을 앓고 있다.	☐
손발이 차다.	☐
천식으로 고생하고 있다.	☐
코를 골고 입으로 숨을 쉰다. 또는 수면 무호흡 증상이 있다.	☐
기억력이 갈수록 나빠지는 것을 느낀다.	☐
임신 중에 전자간증을 앓았다.	☐
죽상동맥경화증이 있다.	☐
폐경기가 지났다.	☐
감정 기복이 아주 심하다.	☐
운동을 하지 않으며 활동량이 많지도 않다.	☐
자가면역질환을 앓고 있다.	☐
만성적인 염증이 있다.	☐

PEMT 유전자

폐경기가 지났다.	☐
에스트로겐 수치가 낮다.	☐
담석증이 있다.	☐
잎이 많은 녹색 채소를 자주 먹지 않는다.	☐

달걀이나 고기를 많이 먹지 않는다. ☐

지방간이 있다는 얘기를 들었다. ☐

소장 내 세균 과잉 증식 진단을 받았다. ☐

채소를 즐겨 먹거나 채식주의자이다. ☐

쓸개 제거 수술을 받았다. ☐

몇 년째 몸 여기저기 통증이 있다. ☐

기름기 많은 음식이 잘 받지 않는다. ☐

내 증상은 임신 중에 시작됐고 그 후 더 악화됐다. ☐

내 자녀는 선천적 결손증을 앓고 있다. ☐

모유 수유를 하면 육체적·정신적으로 지친다. ☐

질문 하나당 1점씩 각 유전자마다 따로 채점해 자신의 현재 상태를 알아보자.

0점: 아주 깨끗해 제 기능을 하고 있을 가능성이 높다.

1~4점: 좀 더 지켜보자. 다른 유전자에 문제가 있을 가능성이 높다.

5~7점: 조금 더러워져 있다. 관심과 도움이 필요하다. 이 시점에서는 다른 유전자가 어떤 영향을 주는지 파악해야 한다.

8점~: 많이 더러워져 있다. 시간을 투자해 유전자 기능에 악영향을 주는 요소를 모두 파악해야 한다. 점수가 높게 나온 유전자는 다른 유전자도 더럽게 만들 수 있으니 함께 확인해야 한다.

더러워진 유전자가 둘 이상이라면?

3장에서 소개한 해리엇, 에두아르도, 라리사는 더러워진 유전자를 하나씩 갖고 있었다. 종종 둘 이상의 더러워진 유전자를 갖고 있는 경우도 있다. 연구자들은 이것을 '하플로타입 haplotype'이라 부른다. 앞에서 슈퍼 세븐 유전자를 소개할 때 더러워졌을 경우 나타나는 장점을 함께 소개한 것을 기억할 것이다. 하플로타입도 마찬가지로 건강상의 문제뿐만 아니라 긍정적인 영향이 나타나기도 한다. 건강 문제를 해결하면서 장점을 최대한 활용하는 것도 좋은 전략이다.

MTHFR와 NOS3 유전자

이 유전자 속 SNP는 심혈관 질환 및 편두통 발생 가능성을 높인다. 이것은 식단의 변화, 운동, 스트레스 해소로 해결할 수 있다. 두 유전자는 영양소를 알뜰하게 잘 보존해 하플로타입 상태에서는 대개 DNA를 고치는 데 필요한 것보다 더 많은 엽산과, 근육 긴장을 풀고 감염에 맞서 싸우는 데 필요한 것보다 더 많은 아르기닌을 갖게 된다.

MTHFR, NOS3, COMT 유전자

이 유전자 속 SNP는 심혈관 문제를 유발하고 편두통을 악화시킨다. 그 결과 MTHFR, NOS3와 COMT, GPX/GST 유전자 속 SNP 또한 많아진다. 그러나 이런 하플로타입 상태라 하더라도 놀랄 필요는 없다. 대신 이 책이 제안하는 유전자 클린 프로그램을 충실히 따르고 더러워진 유전자를 위해 필요한 모든 지원을 하면 된다. 강조하고 싶은 것은, 이런 하플로타입 상태에서는 엽산과 아르지닌이 충분히 확보된다는 점이다. 또한 이 화학물질들이 오래 보존되어 집중력과 주의력이 좋아진다는 장점이 있다.

MTHFR, DAO 유전자

이 유전자 속 SNP는 히스타민은 과민성을 높여 만성적인 천식이나 운동 유발성 천식의 가능성을 높인다. 이런 하플로타입 상태에서는 음식이나 환경에서 히스타민 섭취를 줄이도록 세심한 주의를 기울여야 한다. 폐활량을 늘려줄 유산소 운동을 권한다.

MTHFR, DAO, 느린 COMT, 느린 MAOA 유전자

이 유전자의 SNP도 히스타민 과민성을 높여 만성적인 천식이나 운동 유발성 천식의 가능성을 높인다. 짜증과 불안감을 더 많이 느낄 수도 있어 식단과 운동에 더 많은 신경을 써야 한다. 하지만 집중력이 놀랄 만큼 좋아지기도 한다.

MTHFR, 느린 COMT 유전자

이 유전자의 SNP는 공격성을 높이고 까탈스러움을 심화시키는 데다, 에스트로겐 관련 암에 걸릴 가능성을 높인다. 그렇기 때문에 일상의 스트레스를 해소하는 데 신경을 더 써야 한다. 이런 경우 훌쩍 휴가를 떠나는 것도 권한다. 이런 하플로타입 상태에서는 생산성이 높아지기도 하므로 잘 활용하면 도움이 된다.

MTHFR, COMT, GST/GPX 유전자

이 유전자의 SNP는 훨씬 더 공격적이고 까탈스러운 사람으로 만든다. 에스트로겐 관련 암, 파킨슨병이나 다발성 경화증 같은 신경 질환, 심장마비나 고혈압 같은 심혈관 질환의 가능성을 높인다. 이런 문제는 유전자 클린 프로그램으로 극복할 수 있지만 근본적으로 스트레스를 해소하기 위해 노력해야 한다. 이런 하플로타입 상태에서는 창의력과 집중력이 좋아지기도 하므로 잘 활용하면 도움이 된다.

MTHFR, 느린 COMT, 느린 MAOA, GST/GPX 유전자

이 유전자의 SNP는 까탈스러움을 심화시키고 신경 질환이나 불면증의 가능성을 높인다. 그러나 매사에 믿기 어려울 정도로 집중하고 성취해 사람들이 놀라기도 할 수 있다.

MTHFR, PEMT 유전자

이 유전자의 SNP들은 임신 합병증, 쓸개 문제, 소장 내 세균 과잉 증식 문제, 지방간 문제를 일으킬 가능성을 높인다. 만일 MTHFR 유전자와 PEMT 유전자 그리고 GST/GPX 유전자가 모두 다 더럽다면, 그런 문제들이 일어날 가능성은 한층 더 높아진다. 이런 하플로타이프 상태에서는 달걀과 고기를 더 많이 먹어야 한다.

MTHFR, PEMT, NOS3 유전자

이 유전자의 SNP는 임신 합병증, 간 또는 심혈관 문제 가능성을 높인다. MTHFR, PEMT, NOS3 유전자에 GST/GPX 유전자까지 모두 더러워져 있다면 이런 문제가 일어날 가능성은 한층 더 높아진다.

빠른 COMT, 빠른 MAOA 유전자

이 유전자의 SNP는 ADD, ADHD, 추진력 부족, 우울증 같은 문제의 발생 가능성을 높인다. 한 가지 좋은 소식은 주변 지인들이 이 구동성으로 쿨하고 태평한 사람이라고 평가한다는 점이다.

이 모든 걸 제대로 이해하면 여러분은 보다 더 건강하고 행복한 삶을 살 수 있게 된다. 다시 강조하지만, 유전자 클린 프로그램을 통해 여러분 자신의 장점들은 최대한 살리고 단점들은 최소화할 수 있게 될 것이다.

유전자 클린을 습관으로 만들다

몸은 끊임없이 변한다. 또한 환경도 마찬가지다. 어떤 상황에 놓여 있든 건강 문제는 평생 신경쓰고 관리해야 할 긴 여정이다. 이 장에 있는 클린 목록 문항들을 체크하는 걸로 끝내지 말고, '집중 클린'을 꼭 실시하길 권한다. 그리고 그 과정이 끝나면 잊고 지내도 된다. 일상에서 유전자 클린 프로그램을 준수하며 살다가 3개월 혹은 6개월 마다 클린 목록 2를 다시 들여다보라. 이 목록을 가이드로 삼아 삶에서 어떤 유전자가 집중 클린을 필요로 하는지를 체크해보라. 기본 클린, 클린 목록 2 그리고 다음 장에서 자세히 살펴볼 집중 클린은 지금은 물론 앞으로도 유전자를 깨끗하게 유지해줄 가장 뛰어난 도구가 될 것이다.

15

집중 클린
프로그램

유전자에게 도움이 될 식단과 생활 방식을 시작하면서 기본 클린을 끝냈고 이제 모든 걸 더 깊게 더 구체적으로 파고들 준비가 다 되었다.

집중 클린에 들어가기에 앞서 질문을 하나 던져야겠다. 여러분은 기본 클린에서 제안한 모든 것을 다 실시했는가? 만약 그렇다면 기본 클린 원칙을 계속 준수하면서 집중 클린으로 들어갈 준비가 된 셈이다. 만일 그렇지 않다면 집중 클린을 시작해도 기대한 결과를 볼 수 없을 것이다.

옷이 전체적으로 더러워져 있을 경우 특정 얼룩만 부분 세탁하는 건 별 의미가 없다. 마찬가지도 특정 유전자를 집중 클린하려면 모든 유전자가 깨끗해야 한다. 몸을 전체적으로 깨끗하게 유지하려면 유전자 클린 접근법을 충실히 따라야 한다. 잊지 말라. 유전자는 서로 상호작용을 한다.

집중 클린의 핵심 요소

다음은 집중 클린을 하면서 명심해야 할 몇 가지 중요한 사항들 이다.

- 유전자가 깨끗할수록 보조제 복용량을 더 빨리 줄이거나 완전히 중단할 수 있다.
- 유전자가 더러울수록 낮은 용량의 보조제로 시작해 가장 큰 효 과를 볼 수 있는 용량까지 복용량을 서서히 늘리면 된다. 어떤 시점에서는 보다 높은 용량의 보조제가 필요할 수도 있겠지만, 점진적으로 양을 늘려갈 필요가 없다는 생각은 하지 말라. 보조 제를 복용하고 기분이 더 좋아질 경우, 12장에서 다룬 '펄스법' 에 따라 양을 줄여나가면 된다.
- 만일 더러워져 있는 유전자가 단 하나라면 곧바로 그 유전자를 대상으로 집중 클린을 실시하라. '클린 목록'에서 그 유전자와 관 련해 1점밖에 기록하지 못했다면, 짧고 빠른 집중 클린을 하면 될 것이다. 늘 그렇듯 감정에 집중하도록 하고, 보조제와 관련해 서는 '펄스법'을 따르라.
- 많은 사람들이 그렇듯, 더러워진 유전자가 둘 이상이라면 가장

더러운 유전자부터 해결하는 것이 옳다고 생각할 것이다. 그보다는 다음 순서를 따를 것을 권한다.

DAO 유전자 → PEMT 유전자 → GST/GPX 유전자 → COMT 유전자 → MAOA 유전자 → MTHFR 유전자 → NOS3 유전자

펄스법을 따르라

12장 '기본 클린'에서 언급했듯, 나에게 맞는 보조제의 복용량을 미세 조정하려 한다면 '펄스법'(223쪽)을 따를 것을 권한다.

우울증을 앓고 있는 사람은 보조제로 메틸 엽산을 복용하는 경우가 많다. 메틸 엽산을 복용하면 며칠 내로 기분이 좋아지는 것을 느낄 수 있다. 그러다 시간이 지나면 다시 짜증이 나고 화도 난다. 매사에 예민하게 반응하는 것이다. 이렇게 '시소 효과'가 나타나지 않도록 보조제 복용량을 조절하는 데 '펄스법'이 도움이 될 것이다. 몸은 늘 변화하기 때문에 보조제의 적절한 복용량 역시 변하게 마련이다.

DAO 유전자가 깨끗하다고 가정했을 때 더러워진 PEMT 유전자를 해결한다고 가정해보자. 아마도 약간의 불안감, 가벼운 변비, 미미한 근육통 등의 증상이 있을 것이다. 이런 경우 포스파티딜콜린 보조제가 도움이 된다.

우선 아침 식사 때 보조제 1캡슐을 복용하는 것으로 시작한다. 며칠간은 특별한 변화를 느끼지 못하다가 4일째 되는 날 비로소 마음이 편해지고 화장실에서도 편하게 볼일을 볼 수 있다. 이후 며칠 동안 점차 더 좋아지다가 20일쯤 되면 여러 증상이 사라진 듯 느껴진다. 달라지는 것을 체험하면서 포스파티딜콜린 보조제에 대한 신뢰가 생기고 보조제를 계속 복용한다.

이후 30일쯤 되는 날, 보조제를 복용하기에 앞서 몸 상태를 잘 살펴본다. 뭔가 변화가 느껴진다. 조금 우울해진 것 같다. 보조제가 담긴 병에 손을 뻗으며 이렇게 생각한다. '왠지 불안해. 2주 정도는 기분이 아주 좋았는데, 왠지 우울해. 이제 이 보조제 복용을 중단해야겠어. 다시 필요하다고 느껴질 때, 그러니까 불안하거나 변비 증상이 나타나거나 근육통이 생길 때, 그때 다시 복용해야겠어.'

문제점을 발견했는가? 전반적으로는 잘했지만 2가지 실수가 있었고 대가를 치러야 했다. 1번째 실수는 20일쯤 되던 날 발생했다. 그날 기분이 아주 좋았다. 그렇다면 보조제 복용을 중단해야 했는데 계속 복용했다. 때문에 보조제의 복용량이 과해졌고 우울감이 찾아온 것이다. 2번째 실수는 10일쯤 됐을 때 발생했다. 그때부터 매일 몸 상태를 관심 있게 지켜봤어야 했다. 그러나 30일쯤 지나서야 그걸 생각해냈다. 뒤늦게나마 보조제 복용을 중단했다가 필요할 때 다시 복용하면 된다는 사실을 알아낸 것은 다행이다.

집중 클린을 하면서 반드시 몸 상태가 어떤지 관심을 갖고 살펴보라. 보조제 복용량과 관련해서는 '펄스법' 원칙들을 따르도록 하라. 그러면 놀랄 만큼 좋은 결과를 보게 될 것이다.

DAO 유전자

더러워진 DAO 유전자를 극복하는 생활 방식

· DAO 유전자에 도움을 줄 깨끗한 레시피를 골라라.

· 감염 상태를 파악하고 새는 장을 치료할 의료 전문가를 찾아야 할 수도 있다.

· 내장 치료 전문의를 찾아갈 수 있다면 큰 도움이 될 것이다. 전 문의의 도움을 받아 쓸개, 간, 횡격막 등의 문제를 집중적으 로 들여다보라. 더 자세한 것을 알고 싶다면 다음 장에 나오는 'PEMT 유전자 집중 클린'을 참조하라.

장내 히스타민 수치가 높을 때의 대처법

장내 히스타민은 병원균이나 새는 장 등 여러 원인으로 그 수치가 높아지므로 원인에 따라 대처법도 다르다. 원인별로 방법을 살펴보자.

병원균 과잉 증식

· 블라스토시스티스 호미니스, 헬리코박터 파일로리, 클리스트리 듐 디피실리 등의 병원균들은 아주 흔하다. 가족 중 한 사람이 이런 균을 갖고 있으면 나머지 가족도 갖고 있을 가능성이 높다. 항균 효과를 가진 자연 식품 등을 사용하면 균 제거에 도움이 된 다. 그러나 스트레스, 위산 분비 저조, 제산제 복용, 항생제 복 용, 오염된 음식이나 물 섭취 등의 경우 재발할 수 있다. 항균 효 과가 뛰어난 자연 식품으로는 올리브 잎 추출물, 매스틱 검, 오

레가노 오일, 웜우드, 님, 흑호두나무, 마늘, 황소 담즙 등을 꼽을 수 있다. 매일 이것저것 섞어 사용하는 것보다는 한 가지씩 돌아가면서 쓰는 게 가장 좋다. 그래야 내성이 생기는 걸 예방하는 데 도움이 된다.

• 대부분의 사람들이 그렇듯, 여러분이 만일 장내 병원균들을 갖고 있다면, 효과 있는 항균 보조제를 복용할 때 배에 가스가 차거나 배가 붓는다. 처음에는 저녁 식사 후 소량 복용하는 게 권장된다. 그래야 심한 '장내세균 급감 반응'을 덜 겪을 수 있다. 모든 장내세균이 일시에 다 죽어버리면 감정적으로도 힘들어진다. 만일 배에 가스가 차거나 배가 붓는 일반적인 세균 급감 반응이 수면 중에 나타나면 깨어 있을 때 보다는 견디기 나을 것이다.

• 배에 가스가 차거나 배가 붓는 걸 과민성에 대한 증거로 봐도 좋다. 만일 항균제 1캡슐을 복용했을 때 배에 가스가 차거나 배가 붓지 않는다면, 다음 날 저녁에 보조제 복용량을 늘려라. 그러나 혹 배에 가스가 차거나 배가 붓는다면, 그 보조제는 복용을 중단하고 다른 보조제를 복용하라.

• 사카로미세스 부울라디는 해로운 병원균들을 제거하는 데 도움을 주는 이로운 효모이다. 항균제를 복용한 뒤 한 시간 후에 복용하면 된다. 사카로미세스 부울라디는 항생제에 의해 죽지 않기 때문에, 항생제를 복용하면서 복용해도 좋다. 그러나 3개월에서 6개월 정도만 복용하고 그만 복용해야 한다. 항생제를 복용해야 한다거나 장 재감염이 발생하거나 할 때만 다시 복용하도록 하라.

- 보조제를 복용했는데도 아무 효과가 없다면, 어떤 병원균을 갖고 있는지 또 그걸 어떤 보조제로 죽여야 할지를 알 수 있을 것이다.
- 병원균 제거 작업을 끝낸 뒤에는 유산균으로 장을 되살리도록 하라. 처음에는 비피더스 유산균처럼 젖산균이 함유되지 않은 유산균을 복용하는 게 좋다. 유산균은 저녁 식사 후에 복용하는 게 가장 좋다.
- 만일 장에 심각한 문제를 갖고 있다면, 의료 전문가의 도움을 받도록 하라.

장 감염과 새는 장

궤양성 대장염 또는 크론병 같은 염증성 질환이나 새는 장 증후군을 갖고 있을 경우 DAO 유전자가 더러워진다. 계속 스트레스를 받는다거나 알레르기 증상을 보이는 음식을 먹는다거나 장내 병원균이나 기생충 등이 과잉 증식된다면, 그런 질환들은 치유되지 못한다.

- 병원균을 다 제거한 뒤에는 DAO 효소가 살고 있는 소장을 치유하기 위해 L 글루타민 파우더를 복용하는 게 좋다. 소장이 건강하지 못할 경우, DAO 유전자의 집을 리모델링해야 할 수도 있다. 그 집을 수리함으로써 DAO 효소를 지원하라. L 글루타민 파우더 1g으로 가볍게 시작하라. 어떤 사람들은 이 보조제를 복용할 경우 평상시보다 더 짜증을 내기도 한다. 그런 때에는 이틀 정도 복용을 중단하고 마그네슘, 비타민 B6, 니아신 보조제들을 복용하라. L 글루타민 파우더를 다시 복용하더라도 이 보조제들

은 그대로 복용하라.

- L 글루타민 파우더와 알로에 베라, 아연 카르노신, 마시멜로 뿌리를 섞어 먹으면 더 효과가 좋다.

소장 내 세균 과잉 증식

소장 내 세균이 과다하게 많아지는 건 항생제 사용, 제산제 복용, 변비, 낮은 세로토닌 수치, 담즙 흐름 저하, 정제 식품 식이, 과도한 유산균 보충 등 많은 원인들이 있다. 반드시 소장 내 세균 과잉 증식의 원인들을 알아내야 하며, 그러지 않을 경우 아무리 노력을 해도 다시 그 문제가 재발한다.

- 소량의 황소 담즙을 섭취하는 것이 소장 내 유해 세균 제거에 도움이 될 수 있으며, 그 결과 DAO 유전자 또한 깨끗해질 수 있다. 저녁 식사 때 250mg을 복용하는 걸로 시작하라.
- 담즙 흐름을 개선하려면 다음에 나오는 PEMT 집중 클린을 참조하라. 소장 내 세균 과잉 증식 문제를 해결하는 데 도움이 되기도 한다.

과도한 산성화

DAO 유전자는 특정 여건들을 좋아한다. 장이 지나치게 산성화되어 있는 경우 DAO 유전자는 제대로 기능하지 못한다. 만일 여러분이 그런 경우라면, 소화 효소와 베타인 HCI 보조제를 복용하는 게 더러운 DAO 유전자를 깨끗이 만드는 데 도움이 된다. 베타인 HCI 보조제는 췌장을 자극해 소장 내 산성도를 떨어뜨리는 효소들을 분비하게 만든다. 베타인 HCl 보조제는 반드시 식사를 한 뒤에 복용하라.

히스타민 함량이 높은 음식과 음료수

소화 기능과 장 기능이 치유될 때까지는 음식을 통한 히스타민 섭취를 줄이도록 하라(122쪽 참조). 병원균들을 없애고 필요로 하는 영양소들을 제공해 소화관을 치유할 경우, 히스타민이 함유된 음식들을 다시 먹을 수 있다.

- 음료수 선택이 특히 중요하다. 음료수 속에 든 히스타민이나 그 반응으로 생겨나는 히스타민은 DAO 효소들에게 엄청난 부담을 주어, 두통이나 콧물, 피부 가려움증, 손발 저림, 발한, 심장 박동수 증가, 빈번한 짜증 같은 증상들이 생긴다. 여러분이 다음 음료수들을 얼마나 많이 마시나 꼼꼼히 체크해 보라.

- 식단에서 감귤류가 포함된 음료수 섭취는 대폭 줄이든가 완전히 끊어라.

- 만일 샴페인이나 포도주를 마시고 두통이 있다면, 9장에서 살펴봤듯 아황산염 과민증을 보이는 것일 수도 있다. 아황산염은 여러 기능을 가진 비타민 B1의 흡수를 방해하기 때문에, 일부 사람들이 몸 상태가 안 좋아지는 것도 전혀 이상할 게 없다. 만일 자신이 아황산염에 예민하다고 판단된다면, 몰리브데넘 보조제 복용을 고려해보라. 암모니아가 함유되지 않은 몰리브데넘 보조제를 찾아야 한다. 일반적인 캡슐형의 용량은 75μg에서 500μg 사이이다. 만일 액체(한 방울당 25μg) 형태의 몰리브데넘 보조제를 구했다면, 어떤 것이 여러분에게 가장 잘 받는지 실험을 해볼

수 있을 것이다. 자신은 잘 모르지만, 많은 사람들이 아황산염에 예민하다. 일찍이 올리브데넘 보조제를 복용한다면 놀랄만한 효과를 볼 수도 있다. 어떤 보조제든 다 부작용이 있을 수 있으며, 더 많은 양을 복용한다고 해서 더 좋은 게 아니라는 걸 잊지 말라. 너무 오랜 기간 너무 많은 몰리브데넘 보조제를 복용할 경우 요산 수치가 올라가 통풍 같은 질환에 걸릴 수 있다. 부작용이 나타나기 시작한다면, 몰리브데넘 보조제 복용을 중단하고, 흔히 PQQ라 불리는 피롤로퀴논 퀴논을 복용하라. 피롤로퀴논은 과도한 몰리브데넘의 부작용을 줄여준다.

- 라임 주스, 토마토 주스, 코코아 음료의 경우 히스타민 수치가 과하면 여러분을 곤경에 빠뜨릴 수 있다. 30g 정도는 괜찮을 것이며, 몸 상태가 나아지면서 점점 더 양을 늘려도 괜찮을 것이다. 그러나 처음에는 조심해야 한다. 복용한 지 채 30분도 안 돼 이런저런 증상들이 불쑥불쑥 나타날 수 있다.

- 히스타민이 함유된 음식들은 음료수만큼 그 영향이 크진 않다. 어떤 사람들의 경우 소량의 히스타민이 함유된 음식들은 잘 받지만 양이 과해지면 곤경에 빠질 수 있다. 음식의 경우 음료수에 비해 증상이 더디게 나타날 수도 있어, 음식 일기를 쓰는 게 꼭 필요하다. 'cronometer' 같은 식단 기록 앱이나 다른 프로그램들을 이용하면 어떤 음식이 잘 받고 어떤 음식이 안 받는지 확인하는 데 도움이 된다.

항히스타민 세균의 결핍

항히스타민 세균 수가 너무 적어지면 DAO 유전자가 더러워진다. 그렇게 되면 이로운 세균들을 보충해줄 유산균은 복용하고 상태를 악화시킬 유산균은 피해야 한다.

- 비피더스 유산균과 락토바실러스 플란타럼 유산균을 합쳐서 쓰면 히스타민의 부작용을 막는 데 아주 효과가 있다.
- 장이 회복되기 전까지는 락토바실러스 카제이 유산균과 락토바실러스 불라기쿠스 유산균 같은 락토바실러스 유산균은 쓰지 말도록 하라.

약

- 메트포르민은 DAO 효소의 기능을 둔화시켜 히스타민 수치를 높인다. 그러나 필요에 의해 이 약을 처방받은 사람들의 경우 메트포르민 복용을 중단하는 건 선택 사항이 아니다. 여러분이 만일 의사로부터 메트포르민을 처방받았다면, 이 약 때문에 히스타민 과민증이 더 심해진 것일 수도 있다. 그렇기에 히스타민 함유 음식 및 음료수 섭취를 줄여야 할 수도 있다는 걸 잘 이해해야 한다.
- 아스피린과 비스테로이드성 항염증제NSAID, 살리실산염 같은 약들 또한 히스타민 분비량을 늘리는 데 일조한다. 이런 항염증제에 의존하지 말고, 자연스럽게 염증을 줄일 수 있는 방법들을 찾아보라. 의사 처방이 필요한 약인 저용량 날트렉손LDN은 많은 사람들에게 아주 잘 받는다. 그리고 염증은 대개 만성적인 감염과 관련이 있으니, 담당의에게 그런 약을 처방해달라고 하라.

DAO 유전자를 위한 추가 보조제

구리

DAO 효소가 제대로 기능하기 위해 필요한 주요 영양소가 구리이다. 그 영양소가 함유된 보조제를 복용하는 걸 고려해보라. 대부분의 사람들은 음식으로부터 필요한 구리를 아주 쉽게 섭취하지만, 만일 한동안 아연 보조제를 복용해오고 있다면 구리 결핍증을 보일 수도 있다. 구리가 함유된 음식의 목록은 129쪽을 참조하라. 만일 보조제를 복용하기로 결론 내렸다면, 구리는 염증을 일으킬 수 있으니 낮은 용량부터 시작하도록 하라. 예를 들어 복용 중인 종합 비타민에 구리가 충분히 들어 있지 않다면, 한 끼당 1mg의 구리를 섭취하는 것이다.

히스타민 억제제들

쐐기풀, 루테올린, 브로멜린, 퀘르세틴을 잘 섞어 쓰면 문제를 일으키지 않게 히스타민을 억제해 두는 데 아주 놀라운 효과를 볼 수 있다.

비타민 C와 어유

이 영양소들은 비만 세포들(히스타민을 저장하고 분비하는 세포들)을 안정시키는 데 도움이 된다.

세포막 보조제

건강한 세포막을 유지하려면 각 세포 안에 히스타민이 들어 있어야 한다. 세포막에 도움을 주는 방법들에 대해선 다음에 나올 PEMT 유전자 집중 클린을 참고하기 바란다.

완충제

산성 음식을 먹고 있거나 현재 히스타민 반응을 일으키고 있다면, 탄산수소나트륨과 탄산수소칼륨이 구원 투수 역할을 해줄 수 있다. 여과된 물로 보조제 한두 캡슐만 복용하면 된다. 그 결과가 즉각 나타나는 경우가 많다.

PEMT 유전자

더러워진 PEMT 유전자를 극복하는 생활 방식

· PEMT 유전자를 지원할 깨끗한 유전자 레시피들을 택하라.
· 임신 중 또는 모유 수유 중에는 추가 지원이 필요할 수도 있다는 사실을 인지하라.
· 폐경기 이후에도 추가 지원이 필요할 수 있다.
· 간, 쓸개, 가로막에 대한 내장 치료를 고려해보라.

낮은 수치의 에스트로겐 회복

· 폐경기 이후 에스트로겐 수치가 낮다면, 의료 전문가의 도움을 받아 그 수치를 조정할 필요가 있다.
· 에스트로겐 수치가 낮은 일반적인 원인들
  − 높은 스트레스로 인해 에스트로겐은 분비되지 않고 코르티솔 분비에 필요한 호르몬들만 고갈된다.
  − 지방 흡수가 저조해 콜레스테롤 수치가 낮아지고, 그 결과 에

스트로겐 수치도 낮아진다.

PEMT 유전자를 위한 보조제

포스파티딜콜린

포스파티딜콜린으로 세포막을 지원하라. 비유전자 변형 농산물을 사용하고 콩이 들어 있지 않은 포스파티딜콜린 보조제를 복용하도록 하라. 콩은 흔한 알레르기 유발 물질인 데다가 대부분의 콩이 유전자 변형 농산물이기 때문이다. 액체 상태의 포스파티딜콜린은 냉장고 안이 아닌 선선하고 건조한 지역에 보관한다. (냉장고 안에 넣으면 굳어져 따르기가 힘들어짐) 만일 채식을 즐겨 먹거나 완전한 채식주의자라면, 젤라틴 캡슐 속에 든 포스파티딜콜린 보조제를 사 먹어도 좋다. 포스파티딜콜린 보조제를 복용하면 우울증에 이를 수 있으니, 펄스법(223쪽 참조)에 따라 복용량을 미세 조정하도록 하라.

크레아틴

크레아틴 보조제를 복용해 SAMe를 보존하면, SAMe가 풍부해지면서 필요한 포스파티딜콜린을 만드는 데 도움이 된다.

GST/GPX 유전자

더러운 GST/GPX 유전자를 극복하는 생활 방식

· GST/GPX 유전자를 지원해줄 깨끗한 유전자 레시피들을 택하라.

- 피하는 게 최고다. 환경을 깨끗하게 만들고, 가능한 한 화학물질을 건들지도 마시지도 섭취하지도 말라.
- 사우나나 엡솜 소금욕, 운동, 핫 요가로 땀을 흘리면, 몸에서 GST/GPX 유전자에 부담을 주는 각종 공업용 화학물질들이 빠져나간다.
- 섬유질을 섭취하면 해독에 도움이 됨은 물론 생체 이물질들을 묶어두거나 내모는 데 도움이 된다.
- 피부를 드라이 브러싱하고 마사지해주는 것도 해독에 큰 도움이 된다.

GST/GPX 유전자를 위한 보조제들

마름모꼴 글루타티온

흡수가 잘되는 이 보조제는 글루타티온을 곧바로 세포들 속에 공급해준다. 낮은 용량으로 시작해 서서히 늘려가라. 어떤 날들엔 복용을 생략해도 좋으며, 매일 복용하는 것보다는 일주일에 몇 번씩 복용하는 걸 생각해봐도 좋다.

비타민 B2

이 영양소는 손상된 글루타티온을 유용한 글루타티온으로 되돌리는 데 도움이 된다. 그렇지 않으면 글루타티온은 손상된 상태 그대로 남아 더 큰 세포 손상으로 이어질 수도 있다.

셀레늄

셀레늄이 없다면, 글루타티온을 이용해 과산화수소를 제거할 수 없다. 필요로 하는 글루타티온을 충분히 갖고 있다 해도, 셀레늄이 없다면 글루타티온은 쓸모없게 된다.

분말형 해독 보조제

시중에는 다양한 형태의 해독 보조제들이 나와 있다. 만일 분말형 해독 보조제를 쓴다면, 아침 또는 점심 식사 때 간단히 스무디에 타서 복용할 수도 있다.

느린 COMT 유전자

느린 COMT 유전자를 극복하는 생활 방식

- 느린 COMT 유전자를 지원해줄 깨끗한 유전자 레시피들을 택하라.
- 스트레스를 받을 경우 회복되는 데 시간이 걸릴 수 있다는 것을 기억하라. 그러니 더 악화시킬 요인들로부터 벗어날 수 있는 시간을 갖도록 하고, 효과가 있는 방법을 찾아보라. 산책을 하거나 숨쉬기 운동을 하거나 잠시 밖으로 나가는 것 등이 다 괜찮은 방법이다.
- 자극적인 활동들은 가능한 한 하루 중 이른 시간에 하고 차분한 활동들은 저녁에 하도록 하라. 운동이나 게임, 댄싱 등은 모두 자

극적인 활동들로, 수면에 영향을 주어 다음 날 피곤해질 수 있다. 언제 어떤 활동을 해야 좋은지 스스로 체크해 조정해보라.

- 느린 COMT 유전자를 가진 사람들은 일방적으로 생각이 많다. 그러니 당신의 뇌를 자극할 활동들을 찾아라. 안 그러면 따분해 질 수 있다.

- 하이킹이나 명상, 악기 연주, 음악 감상같이 차분한 활동을 할 필요가 있다.

- 일할 땐 열심히 일하고 놀 땐 열심히 놀아라. 일중독에 빠지기 쉬운 타입이지만, 일을 휴가 등과 잘 조화시킨다면 괜찮다. 그러지 못할 경우 스트레스에 찌들고 탈진해버릴 수도 있다. 그러므로 과로하기 쉬운 기질을 잘 제어하는 것이 더없이 중요하다. 평일 날 근무 계획을 짜듯 휴가 계획도 짜라. 아예 휴가 날짜들을 달력에 표시해 두어라.

- 평상시의 스트레스 유발 요인들, 즉 뉴스 시청이나 특별한 '친구들'과의 어울림, 긴 출퇴근 시간, 육아, 전문 업체들(집 청소, 세탁, 요리 등)에 맡길 수 있는 집안일 등을 최대한 줄이도록 하라.

- 잠드는 것에 어려움을 느낄 수 있다. 그래서 늘 올빼미 같은 생활을 한다. 보통 밤에 가장 일이 잘 될 것이다. 밤은 조용하고 방해하는 사람들도 거의 없어 아주 생산성이 높은 것이다. 문제는 다음 날 비몽사몽이 되고, 매사에 감정적으로 더 예민하게 반응한다는 것. 아침 일찍 사람들이 일어나기 전에 가장 일을 잘할 수 있는 방법을 찾아보라. 지금 당장은 말도 안 되는 소리처럼 들릴지도 모른다. 그러나 일단 그런 식으로 바뀌면, 생산성도 건

강도 기분도 눈에 띄게 좋아져 스스로 놀라게 될 것이다.

- 마사지나 엡솜 소금욕, 사우나 같이 긴장도 풀어주고 건강에도 좋은 활동들도 고려해보라. 이런 활동들은 누구에게나 아주 좋은 활동들이지만, 지치지 않고 최고의 컨디션을 유지하기 위해 꼭 필요하다.

느린 COMT 유전자 지원하기

체중 관리

체지방은 에스트로겐 분비량을 늘리니 체중을 최적화하도록 하라. 체중을 줄이지 못하면 더러운 GST/GPX 유전자를 갖게 될 수도 있다.

안전한 제품의 사용

프탈레이트와 다른 화합물들의 함유량이 적은 화장품들을 사용하고 유기농 제품들을 구입하라. 미국 환경연구단체에서 만든 유기농 및 비유기농 식품 목록(www.ewg.org/foodnews/dirty_dozen_list. php)을 참고해 어떤 제품을 구입할지 판단하라.

식단

- 비트와 홍당무, 양파, 아티초크, 십자화과 채소(브로콜리, 콜리플라워, 케일, 브루셀 스프라우트, 양배추 등)을 더 많이 먹어라. 이런 채소를 먹고 배에 가스가 찬다면, 몰리브데넘 보조제를 복용해보도록 하라.

- 민들레와 무같이 쓴 채소들로 간에 도움을 주도록 하라.
- 고高 카테콜 음식과 음료를 제한하고 카페인 섭취를 삼가라.

  앞서 살펴보았듯, 카테콜은 녹차나 홍차, 커피, 초콜릿 그리고 페퍼민트, 파슬리, 타임 같은 몇몇 초록색 향신료들에 들어 있다. 이런 음식과 음료를 끊을 필요는 없다. 단지 그런 것들이 당신에게 어떤 영향을 주는지를 알면 된다. 필요할 때는 가급적 삼가하며, 특히 생리전 증후군이나 불면증에 시달릴 때는 완전히 끊도록 하라. 불면증에 시달릴 때는 아침에 녹차를 마시는 게 좋다. 만일 생리할 때가 되어 신경이 곤두서기 시작한다면, 녹차를 많이 마시지 말라. 딱 한 잔만 마시고 기분이 어떤지 보라. 중용이 열쇠이다. 완전히 멀리할 필요는 없다. 몸이 하는 말에 귀 기울이며 조심하기만 하라.

  카페인 섭취를 조심하라. 카페인을 마시면 마그네슘이 고갈되며 불안해진다.
- 과도한 히스타민 섭취는 피하라. 히스타민 수치가 높을 경우, 당신은 그걸 처리하기 위해 메틸화에 의존한다. 이 장의 앞부분에 나온 DAO 유전자 집중 클린을 다시 참고해 히스타민 수치 낮추는 법을 익혀라.
- 단백질 섭취를 제한하라. 단백질은 COMT 효소가 쓰게 될 영양소 타이로신을 제공한다. 그러나 너무 많은 타이로신을 제공할 경우, 부작용이 나타날 수 있다. 고단백질 GAPS 다이어트나 팔레오 다이어트를 하면서 불안감이 든다면, 너무 많은 타이로신을 복용해 가뜩이나 필요 이상으로 많은 도파민을 공급하고 있기

때문일 수도 있다.

아침에 가장 많은 단백질을 섭취하고 점심에는 적당히, 그리고 저녁에는 아주 조금 섭취하도록 하라. 이런 식으로 하면, 집중력도 좋아지고 하루 종일 정신이 맑으며, 저녁에는 어렵지 않게 긴장을 풀 수 있다.

약과 보조제 복용 주의

· ADHD 관련 약과 선택적 세로토닌 재흡수 억제제, 갑상선 약을 복용하면 평소보다 더 예민해질 수도 있으니 조심하라. 만일 불면증, 과민증, 에스트로겐 수치 상승, 히스타민 문제 같은 게 나타날 경우 의사와 상담해보라.

· 스테로이드를 복용하면 스트레스가 더 늘어나 COMT 유전자가 더 큰 부담을 안게 되면서 기능이 저하된다.

· 타이로신은 자극성이 강해, 불안감이 더 커지면서 COMT 효소에 대한 부담 역시 더 커질 수 있다. 취침 전 6시간 이내에는 절대 타이로신이 함유된 보조제를 복용하지 말라.

· 메틸 엽산 보조제를 복용하면 산화질소 수치가 높아질 수 있고, 그 결과 도파민 분비가 더 활발해져 COMT 유전자 기능이 저하될 수도 있다. 그래서 종종 메틸 엽산 보조제를 복용하기에 앞서 먼저 느린 COMT 유전자를 회복시켜줄 필요가 있다.

· L-dopa는 너무 많은 도파민을 분비시켜, COMT 효소에 부담을 주고 그 기능을 저하시킬 수도 있다.

· 인체 친화형 에스트로겐 호르몬들 역시 COMT 유전자 기능을

저하시킬 수 있다.

- 에스트로겐이 함유된 피임약 역시 COMT 유전자 기능을 저하시킬 수 있다.

갑상선 기능 체크

- 경구 에스트로겐 호르몬으로 바꿀 경우 갑상선 기능 저하증에 걸릴 수 있다. 에스트로겐은 갑상선 호르몬을 운반하는 갑상선 결합 글로불린TBG라는 이름의 단백질의 생성을 촉진한다. 그 결과 너무 많은 갑상선 호르몬이 묶이고, 묶이지 않은 자유로운 갑상선 호르몬만 활동한다. 결국 혈중 갑상선 호르몬 수치가 정상이라 해도, 몸속에서 활동 중인 갑상선 호르몬 수치가 너무 낮아진다. 갑상선 기능을 제대로 체크하려면, 대부분의 의사들처럼 갑상선 자극 호르몬TSH 수치만 재는 걸로는 부족하다. Free T4 검사, Free T3 검사, Reverse T3 검사, 갑상선 항체 검사, TBG 검사 등도 해봐야 한다.

느린 COMT 유전자를 위한 보조제들

어댑토젠

12장 '기본 클린'에 나왔던 '어댑토젠', 즉 강장제들을 쓰도록 하라.

마그네슘

놀랄 만큼 많은 사람들이 마그네슘 결핍 상태에 놓여 있다. 그럴 경우 12장 '기본 클린'에서 본 것처럼 전해질들로부터 마그네슘을 섭취해야 한다. 이런 자연 마그네슘 외에 추가로 더 많은 마그네슘을 섭취하고 싶다면, 마그네슘 글라이신 킬레이트를 복용하라. 불안감을 누그러뜨리고 간 문제를 해결하는 데 도움이 된다. 그 외에 3가지 형태의 마그네슘 보조제, 즉 마그네슘 타우레이트, 마그네슘 말라테, 마그네슘 쓰레오나테도 효과가 있다.

타우린

고품질 마그네슘 보조제를 섭취했는데도 여전히 마그네슘 수치가 적정 수준까지 올라가지 않는다면, 마그네슘 흡수를 도와주는 미네랄인 타우린을 조금 섭취해도 좋다. 타우린 수치가 낮은 건 여러 원인 때문인데, 그중 가장 흔한 원인이 '장 세균총 불균형' 즉, 장내세균 불균형이다. DAO 유전자를 집중 클린하는 것이 이 문제 해결에 도움이 된다. 의사의 도움을 받아 CDSA 검사로 소화 기능을 체크해보는 것도 좋다. 장내세균 불균형 문제를 해결할 수 있다면 동시에 타우린 수치도 정상화될 수 있으며, 그 결과 마그네슘 수치 또한 정상화될 수 있다.

SAMe

메틸화 사이클이 제대로 돌아가고 있다면, SAMe는 아주 유용한 보조제가 될 수 있다. 잠자리에 들기 전에 250mg짜리 SAMe 1캡슐을 복용하도록 하라. 잠을 잘 자게 될 것이다. 계속 복용하라. 만일 불면증이 더 악화된다면, 메틸코발아민이나 메틸 엽산 수치를 낮춰야 한다. 안 그러면 중금속, 불충분한 글루타티온, 과산화수소 등의 요인들에 의해 메틸화 사이클에 문제가 생길 수도 있다. 따라서 불면증 증상이 더 심해진다면 메틸화 사이클이 다시 제대로 돌아가게 될 때까지 SAMe의 복용을 중단하도록 하라. 그런데 지금 만일 도무지 잠이 안 와 누워서 천장만 쳐다보고 있다면, 니아신을 50mg에서 150mg 정도 복용해 불면증 증상을 완화시킬 수 있다. 니아신은 복용하는 SAMe를 분해해 몸 밖으로 내보내는 데도 도움이 된다.

포스파티딜세린

이 보조제는 특히 마그네슘 말라테, 니아신, 비타민 B6와 함께 복용할 경우 숙면을 취하는 데 큰 도움이 될 수 있다.

크레아틴

몸이 크레아틴을 만들 때, 그 크레아틴은 메틸화에 도움을 주는 영양소들인 '메틸 도너들'의 상당 부분을 고갈시켜버린다. 크레아틴 보조제를 복용하면 메틸 도너들과 SAMe를 보존할 수 있어, 당신의 SAMe가 자유롭게 느린 COMT 유전자를 돕는다든가 다른 일들을 할 수 있다. 크레아틴 보조제는 메틸 엽산과 메틸코발아민 또는 다른 메틸 도너들을 섭취하지 못하는 많은 사람들에게도 도움이 된다. 또한 다른 보조제들에 민감한 반응을 보이는 많은 사람들에게도 안전하며 잘 받는다. 크레아티닌 보조제는 자폐증을 앓고 있거나 말을 느리게 하는 아이들에게도 아주 좋다. 평소 말이 전혀 없던 아이들이 크레아틴 보조제를 복용하면서 말을 하기 시작하는 경우도 많다. 크레아틴을 복용할 때는 여과된 물을 한 잔 꼭 마시도록 하라. 여과된 물을 사용해 크레아틴을 전해질과 섞은 뒤 일반 물병이나 보온병에 담아 갖고 다니며 운동 전에 또는 하루 종일 마셔도 좋다.

포스파티딜콜린

크레아틴 보조제와 마찬가지로, 포스파티딜콜린 보조제는 몸이 만들어내는 포스파티딜콜린이 많은 SAMe를 다 써버린 뒤 SAMe를 보존하는 데 유용하다. 포스파티딜콜린을 추가로 더 섭취하면 몸에 더 많은 SAMe가 남아 COMT 유전자를 지원할 수 있다. 가능하면 비유전자 변형 농산물 해바라기로 만든 보조제를 복용하도록 하다.

인돌-3-카비놀과 딤DIM

이 보조제들은 에스트로겐을 분해시켜 몸 밖으로 내몰 수 있게 만든다. 두 보조제가 하나로 합쳐져 나오기도 한다.

빠른 COMT 유전자

빠른 COMT 유전자를 극복하는 생활 방식

- 빠른 COMT 유전자에 좋은 레시피를 택하라.
- 뇌를 자극하고 뭔가에 몰두하게 해줄 활동들을 하라. 음악 연주를 하거나 춤을 추거나 노래를 하거나 토론 클럽에 참여하거나 단체 하이킹을 하거나 팀 스포츠를 하거나 다른 사회적 활동들을 하는 게 바람직하다. 예를 들어 테니스나 무술처럼 혼자 즐기

는 스포츠를 하면서 집중하는 것도 도움이 된다.

- 아침에 달리기를 하거나 운동을 하라. 혈액 순환을 증진하고 도 파민 분비를 촉진하는 등 아주 좋다. 일부러 직장에서 멀리 떨어 진 곳에 차를 주차한다거나 근무 시작 전에 바리스타 커피숍을 찾아가 차를 한 잔 마시는 등, 매일 아침 육체적인 활동을 할 방 법을 찾아보라. 베리류와 녹차, 플라보노이드를 더 많이 섭취해 에스트로겐 및 도파민 연소를 줄이는 것도 고려해보라.

- 기질이 어떻게 변하는지를 잘 살펴보라. 말싸움에 말려드는 경 우가 많을 것이고, 빠른 COMT 유전자 때문에 싸우는 경우도 많을 것이다. 싸우면 도파민이 급증하게 되는데, 빠른 COMT 유전자를 갖고 있을 경우 도파민 분비가 늘어나면서 기분이 더 좋아질 것이다. 싸움을 통해서보다는 단백질을 먹음으로써 도파 민 분비를 늘리는 게 훨씬 좋다.

- 어느 한 가지 활동에 집중을 잘 못하고 이리 갔다 저리 갔다 하 며 산만한 편이라는 걸 인정하라. 각 활동에 충분한 시간과 관심 을 쏟고 잘 마무리하는 것이 가장 중요하다. 한 가지 활동에 최 소 30분 정도는 집중하고, 다시 30분 정도 다른 활동에 집중한 뒤, 다시 전에 하던 일로 돌아오도록 하라. 그럼으로써 갈망하는 여러 가지 활동들을 하면서 동시에 하나하나 그 활동들을 마무 리할 수 있다.

- 소셜 미디어나 비디오 게임, 쇼핑, TV 등에 푹 빠질 가능성이 높다는 것을 기억하라. 이 책에서 배운 방법들을 이용해 빠른 COMT 유전자를 지원해야 할 필요가 있다는 걸 보여주는 징조

로 여겨라.

빠른 COMT 유전자 지원하기

섭취하는 단백질을 제대로 흡수할 수 있게 하라.

그러기 위해선 유전자 클린 원칙들을 충실히 따라야 한다. 장을 치유하려면 DAO 유전자 집중 클린(293쪽 참조) 부분을 참조하라. 그렇게 한 뒤에도 단백질 흡수에 여전히 어려움이 많다면, 아미노산 보조제가 큰 도움이 된다. 아미노산 보조제는 맛이 끔찍하기 때문에, 캡슐형이 가장 좋다.

매끼바다 충분한 단백질을 섭취하도록 하라.

집중력을 높이려면 단백질 공급을 늘려야 한다.

약과 보조제를 조심하라.

- SAMe. 새로운 보조제 복용 또는 생활 방식 변화 등으로 빠른 COMT 유전자가 갑자기 느려질 경우 '펄스법'에 따라 SAMe를 복용하는 게 도움이 될 수 있다. 그러나 이 SAMe 보조제를 복용할 때는 조심하라. 매일 복용할 경우 도파민과 노르에피네프린 수치가 낮아져 기분이 가라앉고 우울해질 수 있다.
- 포스파티딜콜린과 크레아틴 보조제는 효과가 있겠지만, 만일 평소보다 조금 더 우울하게 느껴진다면 단백질 섭취를 체크해보고 도파민 수치를 높여야 할 수도 있다. 포스파티딜콜린의 잠재적 부작용들에 대해서는 PEMT 유전자 집중 클린(301쪽) 부분을

참조하라.

- 에스트로겐이 함유된 피임약과 인체 친화형 에스트로겐 호르몬. 만일 이런 형태의 피임약이나 인체 친화형 호르몬을 복용하면서 기분이 좋아지고 집중력도 높아졌다면, 에스트로겐이 당신의 빠른 COMT 유전자 기능을 저하시켰을 수도 있다. 의사와 상담해 에스트로겐 수치를 체크해보라.

빠른 COMT 유전자를 위한 보조제들

NADH

아침에 일어나는 게 힘이 든다면, CoQ10이란 물질이 들어 있는 보조제 HADH 복용을 생각해보라. 이 두 화합물은 미토콘드리아에 세포 에너지 ATP를 생산케 함으로써 즉각 연료를 공급한다. 대개 몸은 길고 복잡한 과정을 거쳐 NADH를 만드는데, 이 보조제를 복용함으로써 그 과정을 완전히 생략할 수 있는 것이다. 침대에 누운 상태에서 정제 1알을 입에 넣은 뒤 혀 밑에서 녹여라. 그러면 문자 그대로 몇 분 이내에 잠이 확 달아나게 될 것이다. 만일 카페인 섭취를 줄이기 위해 커피나 에너지 음료를 끊으려 하는 중이라면, 이 보조제가 아주 큰 도움이 될 것이다. 카페인 섭취 시 에너지가 급격히 올라갔다 떨어지는 데 반해, CoQ10이 들어 있는 이 보조제 HADH를 복용하면 에너지가 지속적으로 유지된다. 절대 음식과 함께 복용하지 말라. 아침에 잠이 깼을 때 또는 적어도 음식을 먹고 한 시간 후에 복용해야 한다.

부신피질

아침에 일어나기가 힘들거나 하루 종일 너무 힘이 없는 것 같다면, 부신피질 이 아주 큰 도움이 될 수 있다. 부신피질은 호르몬 코르티솔 생산 능력을 향상시켜준다. 그리고 아침에 일어나는 데 도움을 주는 게 코르티솔이기 때문에, 부신피질을 섭취하면 당연히 아침에 잘 일어날 수 있다. 아침 식사 때 50mg짜리 정제 1알을 복용하라. 부신피질은 아주 강력한 보조제이니, 반드시 그 복용량을 펄스법으로 미세 조정해야 한다. 일주일에 몇 번만 복용해도 상당한 효과를 볼 것이다.

타이로신

신경 전달 물질 도파민과 노르에피네프린, 에피네프린의 선도자 역할을 하는 보조제로, 특히 아침과 이른 오후에 복용하면 큰 효과를 볼 수 있다. 그러나 취침 전 6시간 이내에는 복용하지 말라.

5-HTP

신경 전달 물질 세로토닌의 선도자인 이 보조제는 주로 빠른 MAOA 유전자를 갖고 있는 사람들이 복용하며, 빠른 COMT 유전자를 갖고 있는 사람들에게도 유용하다. 만일 느린 MAOA 유전자를 갖고 있다면 조심해야 한다. 세로토닌 수치가 높으면 빠른 COMT 유전자 기능이 저하되며, 그래서 빠른 COMT 유전자와 빠른 MAOA 유전자를 갖고 있는 사람들에게 이 보조제를 권하는 것이다. 그러나 만일 선택적 세로토닌 재흡수 억제제를 복용 중이라면 이 보조제를 복용해선 안 된다.

느린 MAOA 유전자

느린 MAOA 유전자를 극복하는 생활 방식

- 느린 MAOA 유전자를 지원해줄 깨끗한 유전자 레시피들을 택하라.
- 느린 COMT 유전자를 가진 사람들에게 권했던 사항들은 당신에게 그대로 적용될 수도 있다. 느린 COMT 유전자와 느린 MAOA 유전자 모두 도파민 및 노르에피네프린이 몸에서 배출되는 속도를 늦춰주기 때문이다.

느린 MAOA 유전자에 악영향을 줄 수도 있는 보조제와 약들

선택적 세로토닌 재흡수 억제제

두통과 과민증, 불면 등의 증상이 나타난다면 담당의에게 용량이 너무 많다거나 약이 잘 안 맞는 것 같다고 얘기해보라.

테스토스테론

특히 느린 MAOA 유전자를 갖고 있는 사람들이 이 호르몬 보조제를 복용할 경우 공격성이 늘어날 수도 있다. 담당의에게 얘기해 테스토스테론 복용량을 체크해 필요하다면 줄여달라고 하라.

갑상선 약

이런 약들 역시 느린 MAOA 유전자를 갖고 있는 사람들이 복용하면 공격성이 늘어날 수 있다. 그런 증상들이 나타난다면, 담당의와 상담해 복용량을 조절하도록 하라.

트립토판과 5-HTP, 멜라토닌

MAOA 유전자에 부담을 주고 그 기능을 저하시킨다. 처방해준 의사와 상담 후 복용 중단을 고려해보라.

타이로신

COMT 유전자와 MAOA 유전자 모두에 부담을 주고 그 기능을 저하시킬 수 있으니, 그런 경우 용량을 줄이거나 복용을 중단하라. 물론 이 보조제를 처방해준 의사와 상담을 하는 게 좋다.

이노시톨

리튬 오로테이트와 마찬가지로, 이노시톨은 세로토닌을 제어하는 데 도움을 준다. 그러나 MAOA 유전자에 부담을 주어 그 기능을 저하시킬 수도 있다. 리튬과 이노시톨의 작용은 서로 반대되므로, 둘 중 하나에 대한 반응이 시원치 않다면, 다른 하나에 대한 반응은 좋을 것이다.

느린 MAOA 유전자를 위한 보조제들

비타민 B2

느린 MAOA 유전자를 지원하기 위해 400mg짜리 비타민 B2 보조제 복용을 고려해보라.

리튬

과도한 세로토닌 활동을 진정시켜주는 리튬 오르테이트 보조제 5mg 복용을 고려해보라.

빠른 MAOA 유전자

빠른 MAOA 유전자를 극복하는 생활 방식

- 빠른 MAOA 유전자를 지원해줄 깨끗한 유전자 레시피들을 택하라.
- 염증의 잠재적 원인들을 알아내 그 원인들을 제거하도록 하라. 대표적인 염증 원인들로는 식이, 수면 부족, 스트레스, 화학물질 노출, 부적절한 호흡 등을 꼽을 수 있다(12장 '기본 클린 프로그램' 참조).
- 염증을 유발하는 음식 알레르기나 음식 과민증 여부를 알아보라. 실험실 검사는 음식 알레르기를 알아보는 데는 좋지만, 음식 과민증을 알아보는 데는 그리 정확치 않다. 더 많은 걸 알고 싶다면, 식단에서 음식을 하나씩 빼보는 방식을 써보라.
- 과한 운동을 하지 않도록 하라. HRV4Traing이나 OURA ring 같은 앱을 이용해 심박 변이도HRV를 측정함으로써 운동 상태를 체크해보라. 심박 변이도가 너무 떨어지거나 OURA ring 앱이 몸과 마음을 편히 하라고 할 경우 운동을 과하게 하면 안 된다.
- 곰팡이는 MAOA 유전자 관련 문제들을 야기하는 대표적인 원

인이다. 가능하다면 곰팡이 제거 전문 업체에 연락해 집이나 사무실, 자동차 등에 대한 곰팡이 제거 작업을 하라.

· 감염도 MAOA 유전자 관련 문제들을 야기하는 주 원인이다. 그러나 감염 문제는 의료 전문가들조차 파악하기가 어렵다. 만일 빠른 MAOA 유전자를 갖고 있다면, 만성적인 감염 문제를 전문적으로 다루는 자연의학 전문의나 통합/기능의학 전문의와 상담해, 아직 진단받지 않은 감염 문제를 갖고 있지 않나 확인해 보는 게 좋다. 그러면서 기본 클린을 계속하고 다음에 권하는 보조제들을 복용해 감염 문제를 해결하도록 하라. 병원균들을 없애는 방법들에 대해서는 DAO 유전자 집중 클린(293쪽)을 참조하라.

빠른 MAOA 유전자를 위한 보조제들

NADH

아침에 일어나는 게 힘이 든다면, 앞서 빠른 COMT 유전자를 위한 보조제들 부분에서처럼 CoQ10이 들어 있는 보조제 HADH 복용하라. 아직 침대에 누워 있는 동안 이 보조제 한 정을 입에 넣고 혀 밑에서 녹여라. 그러면 곧 정신이 번쩍 날 것이다. 앞서도 말했듯, 당신이 만일 카페인을 끊으려 애쓰는 중이라면 이 보조제가 아주 좋은 각성제 역할을 해줄 것이다.

5-HTP

빠른 MAOA 유전자를 갖고 있는 사람들에게 효과가 있는 보조제로, 하루에 50mg을 복용하면 된다. 2주 정도가 지났는데도 별 차도가 없다면, 용량을 늘려보라. 만일 밤에 제대로 숙면을 취하지 못한다면, 지속성이 있는 캡슐형을 복용해 밤새 5-HTP가 조금씩 계속 제공되게 하라. 그러나 만일 선택적 세로토닌 재흡수 억제제를 복용 중이라면 이 보조제를 복용해선 안 된다.

이노시톨

세로토닌을 제어하고 기분을 향상시킬 수 있게 처음에는 소량으로 시작하라.

멜라토닌

이 보조제를 복용하면 밤에 숙면을 취하는 데도 도움이 될 수 있다.

리포좀 형태의 커큐민

이 뛰어난 항염증 보조제를 하루에 3차례 복용하는 걸 고려해보라. 이 보조제를 복용하면 앞서 잠시 나왔던 '트립토판 강탈'을 늦춰주며, 그 결과 빠른 MAOA 유전자에 필요한 트립토판을 보존한다.

MTHFR 유전자

더러워진 MTHFR 유전자를 극복하는 생활 방식

• 유전자 클린을 통해 이 유전자와 관련된 기본적인 문제들을 해

결할 수 있다.

· MTHFR 유전자를 지원할 깨끗한 유전자 레시피들을 택하라.

갑상선 기능 저하증과 더러운 MTHFR 유전자

· 갑상선 기능 저하증이 있으면 비타민 B2의 활성화에 문제가 생기니, 담당의와 상의해 갑상선 기능 검사를 받아보라.

· 스트레스를 줄이고 부신을 돌보고 장을 치유하고 화학물질을 피하고 물을 여과하고 적절한 수면을 취하고 감염을 퇴치함으로써 갑상선 기능을 지원하도록 하라.

· 추가적인 갑상선 기능 지원을 위해 이 장의 앞부분에 나왔던 DAO 유전자 집중 클린(293쪽)과 느린 COMT 유전자 집중 클린(304, 312쪽)을 참고하라.

MTHFR 유전자를 위한 보조제

비타민 B2

이는 MTHFR 유전자가 제대로 기능하는 데 필요한 영양소들이다. 가장 효과가 좋은 보조제는 리보플라빈-5-인산염R5P. 대부분의 사람들 경우 하루 20mg이면 충분하지만, 특히 편두통 증상이 있는 사람들의 경우 400mg까지 복용해야 할 수도 있다.

L-5-MTHF 또는 6S-MTHF

메틸 엽산과 효능이 비슷한 보조제들이다. 많은 사람들의 경우 MTHF 400μg이 함유된 종합 비타민이 잘 받는다. 혹 400μg을 복용했는데도 차도가 없다면 용량을 좀 더 늘려보라. 그러나 너무 많이 늘려선 안 되며, 2배 정도 늘려보라. 많은 의료 전문가들은 곧바로 7.5mg 이상을 처방하기도 한다. 처음에는 효과가 좋을 수도 있지만, 며칠 못 가 심각한 부작용들이 나타날 수 있다. 이 보충제는 아주 강력하므로, 펄스법에 따라 몸에 맞게 미세 조정하는 게 무엇보다 중요하다. 다른 옵션은 리포좀 형태의 MTHF 보조제를 복용하는 것이다. 그럴 경우 용량을 조절하기 쉬울 뿐 아니라, MTHF를 곧바로 세포들 속까지 공급할 수 있다.

만일 메틸 엽산 5mg 이상을 복용하고 있는데도 별 차도가 없다면, 다음 사항들 중 하나 때문이다.
- 엽산 수용체 항체들을 갖고 있으며, 그 항체들 때문에 엽산 수용체들이 제대로 기능하지 못하고 있다.
- 여전히 '인공 엽산'을 섭취 중이고, 그 때문에 산 수용체들이 제대로 기능하지 못하고 있다.
- 지금 비타민 B12가 부족하고, 그래서 엽산이 갇혀 제대로 활용되지 못하고 있다.
- 지금 L-메틸 엽산이 아닌 D-메틸 엽산이 함유된 질 낮은 보조제를 복용하고 있다. 만일 보조제에 L-메틸 엽산이나 6S-메틸 엽산이 명기되어 있지 않다면, 십중팔구 질 낮은 D-메틸 엽산이 들어 있다. D-메틸 엽산은 몸이 쓸 수 없어 무용지물이다. 제조업체에 연락해 물어보라.
- 메틸화 사이클이 중금속, 산화 스트레스, 감염, 약 등의 이유들

로 제대로 작동되지 못하고 있다.

불안 장애, 과민증, 콧물, 관절 통증, 불면증, 두드러기 같은 부작용들이 나타난다면, 너무 많은 MTHF 보조제를 복용 중이기 때문일 수 있다. 즉각 복용을 중단하고, 부작용들이 사라질 때까지 20분마다(최대 3차례) 니아신 50mg을 복용하라. 그러나 혈압이 90/60보다 더 낮다면 조심해야 한다. 니아신 때문에 혈압이 더 떨어질 수도 있기 때문이다.

NOS3 유전자

더러워진 NOS3 유전자를 극복하는 생활 방식

- 유전자 클린 과정에서 깨닫게 된 더러워진 NOS3 유전자에 관심을 기울여야 한다.
- NOS3 유전자를 지원할 깨끗한 유전자 레시피들을 택하라.
- GST 유전자, PEMT 유전자, MTHFR 유전자, COMT 유전자, MAO 유전자, DAO 유전자를 깨끗하게 유지하면 NOS3 유전자가 스스로를 잘 돌볼 수 있다. NOS3 유전자는 다른 유전자들이 더러울 경우 가장 마지막으로 깨끗하게 만들어야 할 유전자이기 때문이다. NOS3 유전자를 더럽게 만드는 것은 대개 다른 더러워진 유전자들 때문이다. 그 더러워진 유전자들의 문제를 하나하나 해결하면 NOS3 유전자 문제는 절로 해결된다. 서둘

지 말라.

- 힘차게 걷는 정도라도 좋으니, 매일 뭔가 운동을 하도록 하라. 운동을 하면 NOS3 유전자가 자극을 받아 제 기능을 한다. 그러나 NOS3 유전자가 '분리'될 수도 있으니 너무 과한 운동은 하지 말라(유전자 분리는 179쪽 참조). 운동 후에 하루 내지 이틀 동안 몸이 계속 쑤신다면 운동을 너무 과하게 한 것이다.
- 올바른 호흡도 중요하다. 매일 요가나 태극권, 호흡 운동 등을 하는 걸 진지하게 고려해보라. 선 호흡법을 배우는 것도 좋은 방법이다.
- 사우나를 하면 NOS3 유전자를 자극할 수 있으니 꼭 해보라. 일주일에 2번 정도면 되니 너무 부담 가질 필요는 없다.

더러워진 NOS3 유전자를 위한 보조제들

만일 염증이 있거나 호모시스테인 수치가 높거나 감염에 시달리고 있다면, 먼저 호모시스테인 수치를 낮추고 감염을 퇴치한 뒤 NOS3 보조제를 복용하라고 권하고 싶다. 또한한 NOS3 유전자 문제를 해결하려면, 그에 앞서 먼저 다른 더러워진 유전자들을 깨끗이 하라.

오르니틴, 비트 뿌리 분말, 시트룰린

전반적으로 건강하다면, 그저 이런 보조제들을 통해 아르지닌 수치를 높이기만 하면 된다. (10장에서 말했듯, 나는 처음부터 바로 아르니닌 보조제를 복용하는 것에 찬성하지 않는다.)

PQQ

산화질소를 건강하게 유지하고 그 산화질소가 초산화물로 변하지 않게 하려면, 이 보조제가 꼭 필요하다. 만일 운동을 과하게 한 후에 몸이 많이 쑤시다면, 운동 후에 이 보조제를 한 캡슐씩 복용하도록 하라.

리포솜 형태의 비타민 C, 리포솜 형태의 글루타티온

이 보조제들을 복용하면, 산화질소를 건강하게 유지하고 그 산화질소가 초산화물로 변하는 걸 막을 수 있다.

숨겨진 감염과 화학물질 찾아내기

여러분은 이런 말을 할지도 모른다. "난 더 좋아졌어. 하지만 아직 내가 바라는 정도까지는 아니야. 이제 뭘 해야 하지?" 좋은 질문이다. 기본 클린을 배웠고 실천하기 시작했다. 그리고 유전자의 상태를 꾸준히 관찰하면서 집중 클린을 준비하고 있을 것이다.

좀 더 완벽하게 건강을 유지하기 위해서는 주변의 통합 의학 전문가, 자연의학 전문의, 기능의학 전문의, 환경의학 전문의 등을 만나보라고 권하고 싶다. 그 사람들은 단순히 증상을 없애는 것보다 병의 근본 원인을 찾아내려 노력한다.

유전자 클린 프로그램을 실천함으로써 더 나은 건강을 위한 토대를 단단히 다졌다. 그 토대를 바탕으로 전문가들로부터 도움을 받을 수 있을 것이다. 그리고 미처 발견하지 못했던 몸속 숨겨진 감염과 숨겨진 화학물질 노출원을 찾아낼 수 있을 것이다.

숨겨진 감염 찾아내기

· 입 : 치아의 근관, 병든 잇몸, 목구멍 등은 흔히 감염되는 곳들이
다. 만일 잇몸에서 피가 나거나 구취가 나거나 치아들이 망가졌
다면, 구강 안쪽이 계속 감염되어 있거나 다른 곳에 만성적인 감
염이 있어 치아 건강에 문제가 생기고 있는 것이다. 그런 문제들
을 해결하려면 전신 건강을 추구하는 생물학 치과의의 도움을
받는 게 좋다.

· 코 : 코는 곰팡이가 피거나 감염이 잘 되는 부위이다. 특히 만성
적인 부비강 문제가 있다면, 의사에게 부비강과 콧구멍 속에서
샘플을 채취해 감염 여부를 체크해달라고 하라.

· 장 : 설사 소화 문제가 없다 해도, 장내세균 불균형으로 인한 전
신 증상들을 갖고 있을 수도 있다. 의료 전문의에게 부탁해 포괄
적 소화 대변 분석을 받아 장내세균 상태를 체크해보도록 하라.

· 혈액 : 혈액 검사를 통해 다양한 병원균에 대한 면역 체계의 반응
상태를 체크하도록 하라. 그러면 장내에 어떤 세균이나 바이러
스가 살고 있는지 알 수 있다.

· 소변 : 소변 검사를 해보면 반복해서 발생하는 방광 감염 및 면역
체계 문제를 파악할 수 있다.

숨겨진 화학물질 찾아내기

· 입 : 만일 치아에 충치 치료 후 메우기 치료를 받은 지 오래되었
다면 치과의사와 상의해 독소가 덜한 물질로 교체할 수 있는지
상담을 받는 것이 좋다.

· 소변 : 신장은 몸의 필터 역할을 한다. 소변을 통해 금방 수백 가지 화학물질들과 중금속을 확인할 수 있는 실험실 검사들이 많다. 일단 오염원을 알아내야 그걸 제거할 수 있다.

· 혈액 : 혈액 검사를 하면 중금속과 일산화탄소는 물론 그 밖의 유해 화합물들을 알아낼 수 있다. 그 결과 담당의의 도움을 받아 몸에서 제기할 수 있다.

지금까지 인내심을 갖고 놀라운 변화를 이끌어낸 자신을 격려해주자. 이제 한 걸음 더 나아가 숨겨진 문제를 찾아내 깨끗이 제거하는 일만 남았다. 이제 드디어 운명이라 여겼던 굴레를 벗어던지고 유전학적 잠재력을 발휘할 수 있는 길에 접어든 것이다.

간과하기 쉬운 문제: 곰팡이

곰팡이는 우리가 생각하는 것보다 훨씬 중요한 문제로 우리에게 끼치는 영향과 처리 방법을 제대로 알아야 한다. 여러분이 만일 만성적인 질환을 앓고 있고, 좀처럼 나아지지도 않는다면 곰팡이 때문일 가능성이 아주 높다. 이럴 경우에는 집, 자동차, 사무실 등 시간을 보내는 모든 곳을 대상으로 곰팡이 검사를 권한다.

나의 환자 중에는 개선의 기미가 보이지 않는 만성적인 혈액 순환 장애로 고통받던 여성이 있었다. 당시 교사로 일하고 있던 그에게 학교를 대상으로 곰팡이 검사를 실시하는 것이 좋겠다고 권했다. 검사 결과 학교 건물은 곰팡이에 심하게 오염돼 있었다. 결국 곰팡이 제거 작업을 진행했고 그제서야 증상이 개선되었다. 후에 조사해 보니 수천 명의 학생과 교사들도 곰팡이 제거 이후 크고 작은 증상이 개선되었다.

라돈, 일산화탄소, 집먼지 진드기, 포름알데히드처럼 실내 공기를 오염시키는 물질에 대한 검사와 제거가 필요할 수 있다.

일단 곰팡이가 존재하는 것이 확인되면 닦아내는 등의 방법으로 할 수 있는 한 최대한 제거해야 한다. 상태가 심각해 가정에서 처리하기 어렵다면 전문 업체에 의뢰해 곰팡이 제거 작업을 실시할 것을 권한다.

이제는 유전병이
두렵지 않다!

이 책에서는 오늘날 의학계에서 쓰이고 있는 것보다 훨씬 더 진일보한 유전학적 접근 방법을 취하고 있다. 여러분이 지금까지 배운 유전학적 건강 도구들은 단순히 당장의 증상만 해결하기 위함이 아니다. 평생 사용할 수 있는 도구로, 여러분의 더러워진 유전자들을 깨끗이 만들기 위해 언제든 필요할 때 활용할 수 있다.

여러분의 하루하루는 유전자 클린으로 채워져야 한다. 나또한 매일 유전자 클린을 실천하고 있다. 유전자 클린은 1단계에서 2주 동안만 하고 끝낼 일이 아니다. 2단계 집중 클린으로 들어가기 전에 2주 동안 준비를 했다. 집중 클린을 하면서 아직 해결되지 않은 채 남아 있던 유전자도 깨끗하게 되돌릴 수 있었다. 이제 1단계 기본 클린과 2단계 집중 클린까지 마쳤다면, 앞으로는 그 원칙을 매일 지켜나가야 한다.

때로는 평소보다 더 많은 음식을 먹을 것이고, 어떤 날에는 늦게까지 잠도 안 자고 영화를 볼 수도 있다. 또 다른 특별한 날에는 친구들과 파티도 할 것이다. 얼마나 멋진 삶인가. 다만, 여러분의 유전자가 더러워졌으니, 유전자에게 필요한 영양분을 제공해 다시 깨끗하고 건강하게 만들어야 한다. 이전과 가장 크게 다른 것은, 이제 여러분은 그 방법을 알게 되었다는 점이다.

앞에서도 말했듯, 여러분의 유전자는 매일 더러워질 것이다. 다른 날에 비해 더 많이 더러워지는 날도 있을 것이다. 매일 느끼지 못할 만큼이겠지만, 깨끗하게 하지 않으면 먼지는 쌓이기 마련이다. 여러분은 이제 유전자 클린을 통해 매일 먼지를 털어내는 방법을 깨달았으리라 믿는다. 그러니 어느 하루 날을 잡아 봄맞이 대청소를 하듯 힘든 시간을 보내지 않아도 된다는 말이다.

여러분이 유전자 클린 원칙을 철저히 지킨다 해도 유전자는 여러 심각한 스트레스 유발 요인과 크고 작은 부상, 독성물질 노출, 생활 방식의 변화 등으로 인해 더러워질 수도 있다. 만약 그런 일이 일어났다면, 필요하다면 언제든 다시 클린 목록 2와 2단계 집중 클린을 시작할 것을 권한다.

SNP 연구의 최근 동향은?

유전자 관련 분야의 연구진들은 끊임 없이 활발히 연구를 진행하고 있다. 그들은 앞으로도 계속 더 많은 SNP를 찾아낼 것이다. 그러면서 자연스럽게 우리는 점점 더 많은 과제를 받게 될 것이다.

이 책을 보지 못한 사람들이 이렇게 말할 것이다.

"오, 이런! 내 모든 문제가 그 SNP 때문이었군. 그럼 어떤 보조제를 복용해야 하지?"

이 책을 읽은 여러분은 정답이 무엇인지 충분히 알 것이라 믿는다. 그래서 주변 지인들에게서 이렇게 당황스러워하는 말을 듣는다면 이렇게 조언해주었으면 좋겠다.

"SNP는 인간만큼 오래 존재해왔어요. 약이나 보조제보다 새로운 생활 방식, 건강한 식단, 긍정적인 마음가짐, 깨끗한 환경이 더 중요해요. 당신 말이 맞긴 해요. SNP는 분명 유전자에 영향을 주어 기능을 저하시킬 수도, 촉진시킬 수도 있죠. 하지만 수은이나 알루미늄 같은 공업용 화학물질 하나가 수백 가지 유전자에 영향을 줄 수도 있어요. 화학물질 하나가 SNP 하나 또는 심지어 10여 가지보다 훨씬 더 큰 영향을 줄 수도 있고요."

우리는 각종 SNP와 생활 방식들이 서로 결합해 유전자 기능에 영향을 준다는 사실을 제대로 이해해야 한다. 그러나 안타깝게도 많은 사람들이 이 중요한 연결 고리를 이해하지 못한다. 그런 사람들은 MTHFR 유전자 속 SNP를 해결하기 위해 메틸 엽산을 복용한다. 그리고 PEMT 유전자 속 SNP를 해결하기 위해 포스파티딜콜린을 복용하기도 한다. 마음대로 이런저런 보조제를 마구 복용하는 우를 범하는 것이다. 나와 함께 여기까지 잘 따라와준 여러분은 절대 그런 선택을 하지 않을 것이라 기대한다.

꼭 기억하라. 여러분의 유전자에 필요한 것 혹은 부담을 덜어주는 것으로 변화를 만들어가야 한다. 다음과 같은 변화 말이다.

- 올바른 호흡
- 숙면
- 과하지 않고, 올바른 방법의 운동
- 단지 갈망을 만족시키는 것이 아닌, 영양분을 보충하는 식습관
- 규칙적으로 적당히 땀 흘리기
- 실내 공기를 여과
- 사용하는 모든 물 여과
- 화학물질을 피해 냄새가 없는 깨끗함을 즐기기
- 사랑하는 사람 및 친구들과의 교류
- 한 번뿐인 삶을 제대로 누리기

자, 이제 시작이다!

이제 여러분은 자신의 유전자가 어떻게 그리고 왜 더러워지는지 알게 되었다. 또한 더러워진 유전자를 다시 깨끗하게 되돌리는 데 필요한 방법도 배웠다.

아직 책만 읽고 유전자 클린 프로그램을 실천해보지 않았다면 언제부터 프로그램을 시작할 것인지 구체적인 계획을 세우도록 하라.

여러분의 소중한 경험과 값진 결실에 대한 반가운 소식을 하루속히 들을 수 있기를 고대한다.

나는 여러분이 책을 읽고 있을 이 시간에도 계속 연구를 하고 있을 것이다. 또한 나와 직접 만나지 못하는 더 많은 사람들을 위해 집필 활동 또한 멈추지 않을 것이다. 유전자 연구자들과 계속해서 소통하며 그동안 연구한 자료를 프레젠테이션할 것이다. 이 모든 것은 여러분의 유전학적 잠재력을 최대한 발휘할 수 있게 해줄 새로운 자원이 될 것이다. 최근 연구 결과와 각종 자원이 궁금하다면 내 홈페이지 (www.DrBenLynch.com)에서 볼 수 있다.

나는 내가 하는 일을 사랑한다. 하지만 좋은 결과를 내놓지 못한다면 무슨 소용이 있겠는가. 그 점에서 여러분에게 감사한다. 여러분이 자신의 건강에 관심을 기울이고 또 시간을 들여 자신의 삶을 더 나은 쪽으로 바꾸려는 방법을 배우려는 것에도 감사한다. 여러분이 없다면 나의 이런 노력들이 다 무슨 의미가 있겠는가.

언젠가는 SNS에서, 콘퍼런스에서 개인적으로, 아니면 우연하게도 함께 탑승한 비행기나 같은 길을 가는 하이킹 중에 서로 만나게 될지도 모른다. 어쩌면 이미 지나쳤는지도 모른다. 혹시라도 나와 마주친다면, 잠시만 시간을 내어 나의 노력과 내 책이 여러분이나 가족에게 어떤 도움이 되었는지 알려주면 좋겠다. 내가 이렇게 열심을 다해 연구하는 이유는 모두 여러분 때문이니 말이다. 여러분의 변화된 이야기야말로 나를 움직이는 원동력이다.

여러분의 변화된 이야기를 다른 사람들에게도 들려주면 좋겠다. 더 많은 사람들이 이 책에서 알게 된 지식에서 도움을 받고 싶어 하고 또 실제로 도움이 될 것이다.

나의 경우에도 사람들과 대화를 하다 보면 '오 이런. 이 사람의

COMT 유전자는 정말 느려져 있네', '이 사람은 더러운 MTHFR 유전자를 갖고 있군.' 하고 생각하곤 한다. 그럴 때면 상대방에게 그 유전자를 깨끗하게 만들 팁을 알려준다. 모두가 여러분의 말에 귀를 기울이지 않을 수도 있다. 중요한 것은 상대에게 도움을 주려 했다는 점이다. 나 또한 사람들에게 이런저런 조언을 했음에도 무시당한 경우가 많았다. 그런 과정을 경험하면서 내가 알게 모르게 씨를 뿌리고 있는 것이라는 교훈을 얻었다. 몇 주 또는 몇 년 후 여러분이 조언했던 누군가가 다가와 이런 말을 할 수도 있다.

"예전에 유전자에 대한 얘기를 해주셨었죠? 좀 더 알아봤어요. 그 덕분에 삶이 완전히 변했습니다."

다른 사람들이 자신의 유전학적 잠재력을 들여다보게 함으로써 여러분과 나는 세상을 더 살기 좋은 곳으로 만들어가고 있다. 여러분이 다른 사람들에게 도움의 손을 내밀기에 전에, 먼저 여러분이 체험해야 한다. 오늘이 여러분의 더러워진 유전자를 깨끗하게 되돌리기 위한 여정의 첫 날이었으면 좋겠다. 우리 모두는 유전학적 잠재력을 맘껏 발휘하며 살 자격이 있다. 새로운 운명을 쓰기 위해 지금 당장 시작하자.

유전자 클린 혁명

원인치료와 백년건강을 위한 획기적 자가 치유 프로그램

2019년 5월 15일 초판 1쇄

지은이·벤 린치
옮긴이·엄성수
감수·김영준

펴낸이·김상현, 최세현
책임편집·김선도 | 디자인·임동렬

마케팅·양봉호, 김명래, 권금숙, 임지윤, 최의범, 조히라, 유미정
경영지원·김현우, 강신우 | 해외기획·우정민
펴낸곳·㈜쌤앤파커스 | 출판신고·2006년 9월 25일 제406-2006-000210호
주소·경기도 파주시 회동길 174 파주출판도시
전화·031-960-4800 | 팩스·031-960-4806 | 이메일·info@smpk.kr

ⓒ 벤 린치(저작권자와 맺은 특약에 따라 검인을 생략합니다)
ISBN 978-89-6570-789-9 (03510)

쌤앤파커스(Sam&Parkers)는 독자 여러분의 책에 관한 아이디어와 원고 투고를 설레는 마음으로 기다리고 있습니다. 책으로 엮기를 원하는 아이디어가 있으신 분은 이메일 book@smpk.kr로 간단한 개요와 취지, 연락처 등을 보내주세요. 머뭇거리지 말고 문을 두드리세요. 길이 열립니다.